DIABETES

de la A a la Z

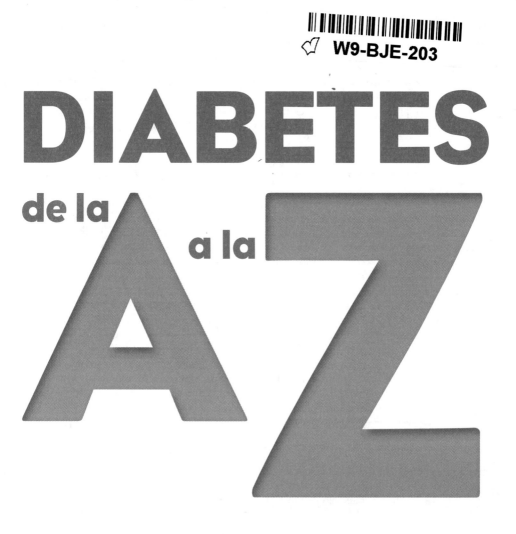

Lo que necesita saber sobre la diabetes
en términos simples

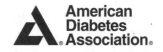

American Diabetes Association

Director, publicación de libros, Abe Ogden; *editor general,* Greg Guthrie; *editora de adquisiciones,* Rebekah Renshaw; *editora,* Rebekah Renshaw; *composición y gerente de producción,* Melissa Sprott; *diseño de portada,* Sport Creative; *editorial,* United Graphics, LLC.

Imprimido en los Estados Unidos de Norteamérica
1 3 5 7 9 10 8 6 4 2

Las sugerencias e información contenidas en esta publicación en general son compatibles con los *Estándares de Atención Médica de la Diabetes* (*Standards of Medical Care in Diabetes*) y otras medidas de política de la Asociación Americana de la Diabetes, pero no representan la política ni posición de la Asociación ni de sus juntas o comités. Se han tomado medidas razonables para asegurar la exactitud de la información presentada. Sin embargo, la Asociación Americana de la Diabetes no puede asegurar la seguridad ni eficacia de ningún producto o servicio descrito en esta publicación. Se aconseja consultar con un médico o profesional de servicios de salud antes de iniciar un régimen alimentario o de ejercicio, o tomar algún medicamento mencionado en esta publicación. Los profesionales deben usar y aplicar su propio criterio, experiencia y capacitación profesional, y no deben basarse exclusivamente en la información que contiene esta publicación antes de recetar un régimen alimentario, de ejercicio y medicamentos. La Asociación Americana de la Diabetes —representada por sus funcionarios, directores, empleados, voluntarios y miembros— no asume ninguna responsabilidad ni obligación por lesión, pérdida o daño personal o de otro tipo que pueda ser resultado de las sugerencias o información en esta publicación.

⊚ El papel de esta publicación cumple con los requisitos del Standard Z39.48-1992 de ANSI (permanencia del papel).

Es posible comprar las publicaciones de la Asociación Americana de la Diabetes para fines comerciales o promocionales, o para ventas especiales. Para comprar más de 50 copias de este libro con descuento o para ediciones especiales de este libro con su logotipo, comuníquese con la Asociación Americana de la Diabetes usando la dirección de abajo, booksales@diabetes.org o llamando al 703-299-2046.

American Diabetes Association
1701 North Beauregard Street
Alexandria, Virginia 22311

DOI: 10.2337/9781580406215

Library of Congress Cataloging-in-Publication Data
Names: American Diabetes Association.
Title: Diabetes A to Z / American Diabetes Association.
Other titles: Diabetes A to Z. Spanish.
Description: 7th ed. | Alexandria : American Diabetes Association, [2015] |
    Includes bibliographical references and index.
Identifiers: LCCN 2015035604 | ISBN 9781580406215 (alk. paper)
Subjects: LCSH: Diabetes. | Diabetes--Popular works.
Classification: LCC RC660.4 .D52618 2015 | DDC 616.4/62--dc23 LC record available at http://lccn.loc.gov/2015035604

Diabetes

de la A a la Z, 7a Edición

Índice general

Agradecimientos

Muchas gracias a todos los revisores de esta edición:

Susan Braithwaite, MD

Janis Roszler, MS, RD, LD/N, CDE, FAND

Jennifer Block, FNP, MSN, BSRN, CDE

Neil Scheffler, DPM

Cassandra Verdi, MPH, RD

Katie Hathaway
    directora adjunta de defensa legal
    Asociación Americana de la Diabetes

Krista Maier
    directora adjunta de política pública
    Asociación Americana de la Diabetes

Claire Borelli
    directora adjunta de política pública
    Asociación Americana de la Diabetes

Actividad física

La actividad física es buena para todos, especialmente las personas con diabetes. La actividad ayuda a que la insulina (ya sea, la producida por el páncreas o la que se inyecta) funcione mejor, lo que significa que es posible que necesite menos insulina o pastillas para la diabetes para controlársela. Un nivel moderado de actividad reduce su riesgo de enfermedades del corazón y puede tener efectos beneficiosos en la presión y el nivel de colesterol. También puede reducir su riesgo de cáncer de colon. Puede reducir la grasa corporal y ayudarlo a perder peso.

La actividad física ayuda a mantener saludables y fuertes las articulaciones, los músculos y los huesos. Mejora el equilibrio y la agilidad, y reduce el riesgo de que se caiga. La actividad física también puede darle más energía; aliviar la depresión, la ansiedad y el estrés, y mejorar su estado anímico. En resumen, la actividad puede ayudar a que lleve una vida más larga, feliz y saludable.

O sea que póngase en marcha. Párese y muévase siempre que pueda. Cuando usted es activo y se mantiene en movimiento, usa dos a tres veces más energía que cuando está inactivo.

Asegúrese de consultar con su proveedor de servicios médicos antes de aumentar su nivel de actividad física. Si no ha hecho mucha actividad últimamente, quizá deba comenzar con apenas 5 a 10 minutos de alguna actividad e ir aumentando con sesiones más largas o actividades más intensas.

También es importante comprender que aumentar el ejercicio y la actividad puede reducir el nivel de glucosa en la sangre. Incrementar el ejercicio puede aumentar el riesgo de un bajo nivel de glucosa durante 24 horas o más después de hacer ejercicio en personas que usan insulina o medicamentos que bajan la glucosa. Por favor, hable con su proveedor de servicios médicos sobre cómo aumentar su nivel de actividad de manera segura.

Algunas maneras de hacer más actividad física

- Párese a cambiar el canal del televisor en vez de usar el control remoto.
- Planche mientras ve televisión.
- Marche en su lugar mientras ve televisión o camine por su casa durante los comerciales.
- Lave los platos, métalos a la lavadora o meta ropa a lavar o secar durante los comerciales.
- Friegue el piso de la cocina.
- Aspire la sala.
- Barra la vereda.
- Lave y pula el auto.
- Use un rastrillo en vez de un soplador.
- Use una cortadora de césped que se empuja en vez de una motorizada.
- Plante y mantenga un huerto de hierbas o vegetales.
- Saque a caminar a su mascota.
- Lleve a su bebé a pasear en coche o carriola.
- Juegue activamente con niños.
- Ofrézcase de voluntario en una escuela, hospital o parque local.
- Camine a la parada de subterráneo o autobús.
- Use las escaleras en vez de las escaleras eléctricas o el ascensor (elevador).
- Párese o camine mientras habla por teléfono.
- Camine durante el almuerzo, su descanso o mientras espera para entrar a una cita.
- Camine unos minutos adicionales cuando vaya a hacer las compras del supermercado o al centro comercial.
- Estacione su auto más lejos de su destino.
- Salga a caminar con alguien con quien quiere conversar.

Alimentación saludable

Un plan alimentario saludable se centra en incluir una combinación balanceada de alimentos saludables y con muchos nutrientes, como vegetales, frutas, granos integrales, proteínas y grasas saludables. Comer de esta manera puede ayudar a protegerlo de enfermedades del corazón, daño en los vasos sanguíneos, ataques al corazón y derrames, enfermedades intestinales y del colon, y algunos tipos de cáncer.

Concéntrese en las grasas saludables

Los tres tipos principales de grasa en los alimentos son la grasa saturada, la grasa trans y la grasa no saturada. Los alimentos de origen animal son ricos en grasa saturada. Entre los alimentos con mucha grasa saturada están la carne, los productos lácteos con alto contenido de grasa (queso, crema, etc. con toda su grasa), la manteca y los aceites de coco y palma.

Las grasas saturadas le aumentan el colesterol. El colesterol solo se encuentra en alimentos de origen animal. Entre los alimentos con mucho colesterol están los huevos, leche entera, los quesos regulares y las carnes. Los estudios indican que remplazar algunas de las grasas menos saludables en su alimentación con grasas no saturadas más saludables es beneficioso. La grasa también tiene muchas calorías, por lo que es mejor consumirla en porciones pequeñas.

La mayoría de los alimentos vegetales tienen, ya sea, un bajo contenido de grasa o un alto contenido de grasa no saturada. Además, algunas grasas no saturadas reducen el colesterol. Las grasas no saturadas pueden ser poliinsaturadas o monoinsaturadas.

Los aceites vegetales, como el de maíz, semilla de algodón, alazor, soja y girasol tienen muchas grasas poliinsaturadas. Los aceites que tienen más grasa monoinsaturada incluyen el de oliva, aguacate, almendras, canola y cacahuate (maní).

Las grasas trans se producen por medio de un proceso que convierte el aceite vegetal líquido en una grasa sólida. Aumentan el colesterol de baja densidad y el colesterol total, y reducen el colesterol de alta densidad, por lo que se consideran el peor tipo de grasa para su salud. Lea las etiquetas de datos nutricionales para ver si los alimentos contienen grasa trans. Si es el caso, lo mejor es limitarlos en su alimentación.

Cómo reducir la grasa saturada, grasa trans y colesterol

Productos lácteos

- Use leche descremada o con 1% o 2% de grasa en lugar de leche entera, mezcla de leche y crema, o crema sola.
- Use yogur de sabor natural con poca grasa o sin grasa en vez de crema, crema agria o mayonesa.
- Licúe y use requesón con poca grasa o sin grasa con un poquito de jugo de limón en vez de crema agria.
- Licúe y use queso crema con poca grasa o sin grasa, o requesón con poca grasa o sin grasa, en vez de queso crema regular.
- Use quesos con poca grasa o sin grasa en vez de quesos regulares.
- Use yogur congelado, helados o sorbete con poca grasa o sin grasa en vez de helados con toda su crema.

Huevos

- Limite su consumo de huevos enteros a tres o cuatro por semana. Puede usar sustitutos de huevo.
- En recetas, sustituya algunos de los huevos enteros con claras de huevo. Dos claras de huevo equivalen a un huevo entero.

Grasas y aceites

- Sustituya la mantequilla, la margarina regular o manteca con aceites vegetales no tropicales. Consumirá menos grasa saturada y nada de grasa trans. Pruebe cocinar los alimentos con una cucharada o menos de aceite no saturado.
- Sustituya los aceites de cocina por aerosoles vegetales, vino o caldo con poca grasa o sin grasa.

- Sustituya los aliños regulares a base de aceite por aliños con poca grasa o sin grasa. En las ensaladas, pruebe usar jugo de limón, vinagre o simplemente un poco de sal y pimienta en vez de aliño.

Carnes

- Trate de comer porciones más pequeñas de carne, aves de corral y pescado. Limite el tamaño de la porción a 3 onzas (85 gramos), aproximadamente el tamaño de un mazo de cartas.
- Escoja cortes magros de carne en vez de los grasos. Los cortes magros incluyen lomo, asado redondo, solomillo de cerdo, pierna de cordero y chuleta de ternera.
- En vez de freír, use métodos para cocinar con poca grasa, como asar al horno o a la parrilla.

Aves de corral

- Escoja pechugas de pollo y pavo. Tienen menos grasa.
- Use mayormente métodos saludables para cocinar, como asar al horno o a la parrilla. Evite freír.
- No coma la piel.

Pescado

- Trate de comer más pescado. Casi todos los pescados, por naturaleza, tienen poca grasa y calorías. Los pescados más grasos, como el salmón, la caballa, la trucha de lago, el arenque y las sardinas, tienen ácidos grasos omega 3, que pueden protegerlo de las enfermedades del corazón.
- Prepare el pescado al vapor, escalfado o a la parrilla.

Escoja la proteína más magra

La proteína puede ser de origen animal o vegetal. Para comer sano, lo mejor es obtener proteína de alimentos que tienen pocas calorías y grasa poco saludable.

Las carnes, huevos y queso tienen mucha proteína. Pero también tienen un alto contenido de grasa saturada y colesterol. Si los come, limítese a cortes magros y versiones con poca grasa. Otras opciones de proteína son el pollo sin piel, el pescado y los mariscos. Muchos pescados y mariscos tienen menos grasa saturada y colesterol que la carne.

También puede obtener proteína de legumbres (menestras, arvejas y lentejas), algunos granos y sustitutos de carne a base de soja. Son buenas fuentes de proteína pues por lo general tienen poca grasa y calorías, y no tienen colesterol. Las nueces y semillas tienen bastante proteína, y gran parte de la grasa que contienen es no saturada.

Alimentos con alto contenido de granos integrales y fibra

Los almidones son uno de los dos tipos principales de carbohidratos. (El otro tipo principal es el azúcar; ver la pág. siguiente.) Los carbohidratos son el principal nutriente en los alimentos que hacen que la glucosa suba. Los almidones incluyen el pan, los cereales, los fideos, el arroz, las papas, el maíz o elote, los granos integrales, las menestras secas y las arvejas o chícharos. La mayoría de los almidones tienen muy poca grasa o colesterol.

La fibra, la parte de las plantas que el cuerpo no puede digerir, es parte del total de carbohidratos en un alimento. La fibra se encuentra en las frutas, vegetales, legumbres (menestras, arvejas y lentejas) y granos. Todos tienen poca grasa y calorías. No tienen colesterol.

Azúcar y postres solo para ocasiones especiales

Los azúcares son uno de los dos tipos principales de carbohidratos. (El otro tipo principal es el almidón.) Los carbohidratos son el principal nutriente en los alimentos que hacen que le suba la glucosa.

Los estudios han probado que los azúcares no aumentan el nivel de glucosa más que los almidones u otros carbohidratos. Debido a estas conclusiones, una cantidad moderada de azúcares puede ser parte de un plan saludable de alimentación.

Entre los azúcares están la miel, la melaza, los siropes (como el de maíz y maple o arce), el azúcar procesada (como la de mesa, morena y en polvo) y los azúcares naturales (como la lactosa en la leche y la fructosa en las frutas).

Los alimentos con azúcares naturales por lo general son buenas fuentes de nutrientes, como vitaminas, minerales, fibra y proteína. Muchos alimentos nutritivos, como los cereales de desayuno y panes, contienen un poco de azúcar agregada. Otros alimentos con azúcar agregada, como el chocolate, los productos de repostería y los helados, tienen muchas calorías y grasa, pero pocos nutrientes. Trate de limitar los dulces y postres para ocasiones especiales y cuando los coma, asegúrese de que las porciones sean pequeñas.

Usar jugo de fruta o jugo concentrado de fruta en vez de otros azúcares no aporta ningún beneficio. Tienen la misma cantidad de calorías y aumentan la glucosa tanto como los demás azúcares.

Sodio con moderación

La Asociación Americana de la Diabetes recomienda no más de 2,300 mg al día de sodio; sin embargo, algunas personas, como las que tienen presión alta, deben consumir menos. Muchos alimentos contienen sal y, por lo tanto, sodio. Entre los alimentos con un alto contenido de sodio están los alimentos enlatados, carnes curadas y ahumadas (tocino, salchichón, salami, salchichas y mortadela), encurtidos, quesos, aliños, mostaza, ketchup, salsa de soja, cereales de desayuno, cenas congeladas, comida rápida y bocadillos salados (papitas, totopos y *pretzels*).

Cómo reducir el consumo de sodio

- Escoja alimentos con poco sodio o una cantidad reducida de sodio, o versiones sin sal.
- Enjuague los alimentos enlatados con sal (como vegetales, menestras, pescado, mariscos y carnes) con agua fría por 1 minuto para eliminar un poco de sodio.
- Sustituya el jamón italiano, jamón u otras carnes curadas y saladas por pollo o pavo.
- Sazone los alimentos con jugo de limón, vinagres con sabor, pimientos, ajo, cebolla, mezclas de especias sin sal y otras hierbas y especias en vez de sal.

Alimentación vegetariana

La alimentación vegetariana se basa en alimentos vegetales. Los alimentos vegetales incluyen frutas, vegetales, granos, legumbres (menestras, arvejas y lentejas), aceites vegetales, nueces y semillas. Los alimentos vegetales no tienen colesterol. La mayoría de ellos tienen pocas calorías y grasa, y son buenas fuentes de fibra, vitaminas y minerales.

Una alimentación vegetariana puede ser una opción saludable para las personas con diabetes. Los vegetarianos son menos propensos a tener sobrepeso, colesterol alto o presión alta. Además, los vegetarianos son menos propensos a tener enfermedades del corazón, daño en los vasos sanguíneos, osteoporosis y cáncer del colon o pulmones.

La alimentación vegetariana es una de las opciones si tiene diabetes. Si va a cambiar su plan alimentario, consulte primero con su proveedor de servicios médicos. Si pierde peso y está tomando medicamentos o usando insulina, es posible que también sea necesario hacer modificaciones.

Muchas personas se preguntan si una alimentación vegetariana proporciona suficiente proteína. Pero no hay de qué preocuparse. La mayoría de los vegetarianos pueden consumir toda la proteína que necesitan de granos, legumbres, nueces y semillas, que tienen mucha proteína. Otros vegetarianos también consumen proteína de ciertos alimentos animales, como productos lácteos, huevos, pescado, mariscos y aves de corral, si las incluyen en su alimentación.

Tipos de vegetarianos

Ciertos tipos de vegetarianos consumen alimentos animales. Hay cinco tipos de vegetarianos: vegano, lactovegetariano, ovovegetariano, lactoovovegetariano y semivegetariano. Vea el recuadro a continuación para averiguar qué come cada tipo de vegetariano.

TIPOS DE VEGETARIANOS

Veganos	Comen: Frutas, vegetales, legumbres, granos, nueces, semillas	No comen: Carne, pescado, mariscos, aves de corral, productos lácteos, huevos
Lacto-vegetarianos	Comen: Frutas, vegetales, legumbres, granos, nueces, semillas, productos lácteos	No comen: Carne, pescado, mariscos, aves de corral, huevos
Ovo-vegetarianos	Comen: Frutas, vegetales, legumbres, granos, nueces, semillas, huevos	No comen: Carne, pescado, mariscos, aves de corral, productos lácteos
Lactoovo-vegetarianos	Comen: Frutas, vegetales, legumbres, granos, nueces, semillas, huevos, productos lácteos	No comen: Carne, pescado, mariscos, aves de corral
Semi-vegetarianos	Comen: Frutas, vegetales, legumbres, granos, nueces, semillas, huevos, productos lácteos, pescado, mariscos, aves de corral	No comen: Carne

Si desea probar una alimentación vegetariana

Si le gustaría probar una alimentación vegetariana, hable con un nutricionista. Lo puede ayudar a sustituir los alimentos que quiere eliminar de su plan alimentario por otros. Un nutricionista puede ayudarlo a asegurarse de que consuma todos los nutrientes que el cuerpo necesita: vitaminas, minerales, proteína, grasas y carbohidratos.

* Comience por consumir una comida vegetariana una vez por semana durante varias semanas. Limítese primero a alimentos que suele comer, como espagueti con salsa de tomate y ensalada.

- Encuentre recetas en libros de cocina vegetariana o busque ideas de recetas en el Internet.
- Pruebe salir a comer a un restaurante vegetariano. Quizá le sorprenda la variedad de platillos sabrosos que ofrecen.
- Reduzca las porciones de carne, aves de corral, pescado y mariscos en sus comidas y comience a remplazarlas por fuentes vegetales de proteína como hamburguesas vegetarianas, menestras o tofu.
- Coma más granos, legumbres y vegetales en sus comidas.
- Pruebe comer menestras en vez de la carne en su chile, platillos salteados, estofados y cazuelas.
- Recuerde que remplazar la carne por proteínas vegetales, como menestras, aumentará la cantidad de carbohidratos que consume. Asegúrese de medirse la glucosa y consulte con su médico y nutricionista antes de hacer cambios drásticos en su alimentación.

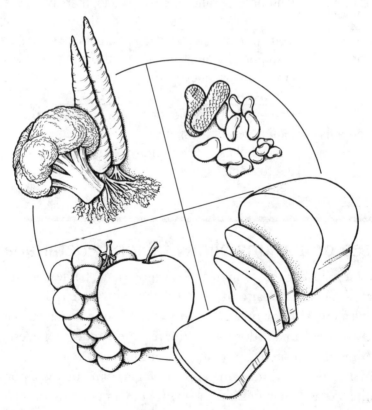

Un plan alimentario saludable contiene alimentos de diferentes grupos

Aliviar el estrés

La vida está repleta de cosas que nos causan estrés. Los embotellamientos de tráfico, los viajes durante las fiestas, el desempleo, el divorcio o una enfermedad como la diabetes pueden causarle estrés. Esforzarse por aliviar el estrés puede tener un gran impacto en su control de la diabetes y bienestar.

¿Qué le causa estrés?

Cada uno de nosotros es diferente. Lo que le causa muy poco o nada de estrés a usted tal vez sea una gran fuente de estrés para otra persona. Haga una lista de las personas o cosas que lo estresan.

¿Qué pasa en el cuerpo cuando está estresado?

Cuando se siente estresado, el cuerpo se prepara para la acción. Secreta hormonas de estrés en la sangre. Las hormonas de estrés hacen que el cuerpo secrete glucosa y grasa almacenadas para que sirvan de fuente adicional de energía. Esta energía extra ayuda al cuerpo a enfrentar o escapar del estrés. Pero el cuerpo solo puede usar la glucosa y grasa adicional si hay suficiente insulina.

Es posible que las personas con diabetes no tengan suficiente insulina. Y las hormonas de estrés mismas pueden dificultar que el cuerpo use la insulina que está presente. Cuando no hay suficiente insulina, se acumula la glucosa y grasa en la sangre. Esto puede causar que suba el nivel de glucosa y cetonas. Para evitar esto, usted debe saber cómo reacciona la glucosa cuando está bajo estrés.

¿Qué sucede con su nivel de glucosa cuando está bajo estrés?

El tipo de estrés que lo afecta tiene consecuencias diferentes. El estrés físico, como una lesión o enfermedad, hace que el nivel de glucosa suba en la mayoría de las personas con diabetes. El estrés mental, como problemas matrimoniales o económicos, hace que el nivel de glucosa de ciertas personas suba y que el de otras baje. Para ver cómo reacciona la glucosa en su caso, haga la siguiente prueba.

PRUEBA DEL EFECTO DEL ESTRÉS EN LA GLUCOSA

Antes de medirse la glucosa, determine cuál es su nivel de estrés. Puede usar un número del 1 al 10 o las palabras alto, mediano o bajo. Anote su nivel de estrés. Ahora mídase el nivel de glucosa. Anote los resultados. Hágalo durante una o dos semanas. Esto será particularmente útil si lo hace cuando se siente estresado.

Compare sus resultados de glucosa con su nivel de estrés. ¿Le sube la glucosa cuando tiene mucho estrés? Si es así, es posible que necesite más insulina cuando está bajo estrés. Pregúntele primero a su proveedor de servicios médicos para el control de la diabetes.

¿Cómo reacciona al estrés?

Preste atención a sus reacciones. Su forma de reaccionar puede ser distinta que la de otra persona. Quizá usted reaccione sintiéndose tenso, ansioso, alterado o molesto. Es posible que reaccione sintiéndose cansado, triste o vacío. Tal vez le duela el estómago, la cabeza o la espalda.

Algunas personas reaccionan riéndose nerviosamente o siendo muy críticas consigo mismas. Otras se desalientan, frustran o aburren fácilmente.

¿Cómo maneja el estrés?

Su forma de manejar cada situación estresante determina cuánto estrés siente. Quizá enfrente el estrés de una manera que hace que se sienta bajo control. O quizá maneje el estrés de una manera que lo hace sentir peor.

Algunas personas optan por enfrentar el estrés de maneras dañinas. Quizá recurran a bebidas alcohólicas, cafeína, nicotina o cualquier cosa que piensen que las animará o calmará. Algunas deciden comer en exceso.

Algunas conductas en exceso, como apostar, tomar bebidas alcohólicas o dormir demasiado, se pueden usar como maneras de tratar de evitar el estrés. Hay otras formas más seguras de aliviar el estrés.

Cómo enfrentar el estrés de manera segura

Respire hondo. Siéntese o échese. No cruce las piernas ni brazos. Cierre los ojos. Respire profunda y lentamente. Exhale todo el aire. Vuelva a inhalar y exhalar. Comience a relajar los músculos. Siga inhalando y exhalando. Cada vez que exhale, relaje los músculos incluso más. Hágalo durante 5 a 20 minutos. Hágalo por lo menos una vez al día.

Relájese. Échese. Cierre los ojos. Tense los músculos de cada parte del cuerpo, aguante y luego suéltelos. Comience con la cabeza y vaya bajando hasta los pies.

Libere la tensión. Haga círculos con las diversas partes del cuerpo, estírelas y sacúdalas.

Permanezca activo. Entre las mejores actividades para aliviar el estrés están los deportes en varias disciplinas, esquiar a campo traviesa, montar bicicleta, remar, correr y nadar. Si no le gusta ninguna de estas actividades, encuentre otra que le guste y hágala con frecuencia.

Pruebe un masaje. Póngase en manos de un masajista acreditado.

Sea positivo. Sus pensamientos afectan sus sentimientos. Póngase una liga en la muñeca. Cada vez que tenga un pensamiento negativo, jálela. Sustituya cada uno de esos pensamientos por uno positivo. O repita un poema, oración o cita alentadora que lo calme y haga que se concentre.

Hable al respecto. Encuentre a alguien con quien hablar cuando algo lo moleste. Quizá eso haga que se sienta mejor. Hable con confianza con familiares o amigos. Busque un sicoterapeuta o únase a un grupo de apoyo. Otros probablemente tengan las mismas dificultades que usted.

Póngalo por escrito. Escriba qué le molesta. Tal vez encuentre una solución. O dibuje o pinte para olvidarse de sus preocupaciones.

Pruebe hacer algo nuevo. Adquiera un pasatiempo o aprenda alguna manualidad. Tome una clase. Únase a un club o equipo. Ofrézcase de voluntario para ayudar a otros. Cree grupos para hablar de libros, películas u otros intereses. Comience un grupo de cenas comunales.

Tome un descanso. Vaya de vacaciones unos cuantos días o de un día para otro. Prolongue su fin de semana. Cree una cooperativa de cuidado de niños con otros padres para que pueda salir más.

Escuche. Oiga música que lo calme o ponga una grabación de sonidos de la naturaleza, como aves u olas de mar.

Dese un baño caliente. Los mejores baños de tina son con el agua a la misma temperatura que la piel, probablemente entre 85° y 93° F (29° y 34° C). Relájese y no se apure. Use burbujas o hierbas relajantes si desea.

Diga que "no". Hágalo en especial con las cosas que realmente no quiere hacer. Quizá se sienta estresado si acepta hacer demasiado.

Ríase al respecto. Ríase a carcajadas todos los días. Busque películas, libros y gente graciosa.

Disfrute la naturaleza. Examine lo que lo rodea, las flores, los árboles e incluso los insectos; el sol, la luna, las estrellas; las nubes, el viento y la lluvia. Simplemente salga y pase tiempo al aire libre. Si no puede salir, mire por la ventana. Incluso mirar fotos de la naturaleza puede ayudarlo a bajar el ritmo y relajarse.

Coma sensatamente. Cuando está estresado, el cuerpo puede usar más vitamina B, vitamina C, proteína y calcio. Reponga la vitamina B comiendo más granos integrales, nueces, semillas y menestras. Aumente su consumo de vitamina C con naranjas, toronjas y brócoli. Coma más proteína: pollo, pescado, claras de huevo, menestras secas y nueces. Incremente el calcio que consume con leche, yogur y queso con poca grasa, y también tofu con calcio.

Consulte con su almohada. A veces su perspectiva de las cosas mejora al día siguiente. Duerma de 7 a 9 horas todos los días.

Ataque al corazón

Un ataque al corazón ocurre cuando el suministro de sangre al músculo del corazón se interrumpe. Sin sangre, el corazón no recibe el oxígeno que necesita. Parte del músculo del corazón se daña o muere.

Se puede interrumpir el suministro de sangre debido a una acumulación de grasa y colesterol en los vasos sanguíneos (aterosclerosis) que van al corazón o por un coágulo que se atasca en uno de los vasos sanguíneos.

Las personas con diabetes son más propensas a tener un ataque al corazón que las personas sin diabetes. Usted no puede cambiar el hecho de que tiene diabetes. Pero puede hacer ciertas cosas para mantener el corazón saludable.

Cómo reducir su riesgo de un ataque al corazón

- Controle bien su diabetes. Mantener su nivel de glucosa dentro de los límites recomendados (ver Glucosa en la sangre) y cumplir con sus objetivos de A1C (ver Prueba de A1C) puede prevenir o retrasar el daño en los vasos sanguíneos.
- Arroje los cigarrillos a la basura. Fumar hace que los vasos sanguíneos se angosten y promueve la acumulación de grasa y colesterol en las paredes de los vasos sanguíneos. Fumar incluso puede hacer que se coagule la sangre más rápido.
- Si tiene la presión alta, colabore con su equipo de atención médica para controlarla. La presión alta significa que el corazón hace más esfuerzo. Esto debilita el corazón. Usted puede lograr que le baje la presión si come sano, hace ejercicio, mantiene o llega a un peso saludable y toma medicamentos para la presión.
- Compre un buen libro de cocina con recetas con poca grasa y colesterol, y aprenda a cocinar de manera saludable y sabrosa. El colesterol alto puede dañar los vasos sanguíneos.

- Haga ejercicio durante apenas 15 minutos al día tres veces por semana, con un objetivo de ir aumentando hasta 30 minutos cinco veces por semana. Trate de caminar, montar bicicleta o nadar. Estos y otros ejercicios aeróbicos (ver Ejercicios aeróbicos) pueden bajarle la presión, el colesterol de baja densidad y los triglicéridos, y aumentarle el colesterol de alta densidad. Los ejercicios aeróbicos pueden mejorar la salud general del corazón, ayudarlo a adelgazar y reducir el estrés.
- Si tiene sobrepeso, ¡baje unas cuantas libras! Si pierde un poco de peso por comer sano y hacer ejercicio le bajará la presión y mejorará el nivel de colesterol.
- Sepa cuál es su nivel de lípidos: los lípidos de alta densidad o LAD (HDL por su sigla en inglés), los de baja densidad o LBD (LDL por su sigla en inglés) y los triglicéridos. En la mayoría de los casos es aconsejable tomar medicamentos llamados "estatinas" para reducir el colesterol LBD y la probabilidad de derrames o ataques al corazón.
- Permanezca calmado ante el estrés (ver Aliviar el estrés). El exceso de estrés puede subirle la presión y el nivel de glucosa.
- Esté alerta a señales de advertencia de un ataque al corazón. Sepa qué hacer si se presentan señales de advertencia.

SEÑALES DE ADVERTENCIA DE UN ATAQUE AL CORAZÓN
- Dolor, congestión o la sensación de que algo le aplasta o presiona el pecho por un tiempo prolongado
- Dolor que se irradia al cuello, hombros, brazos o mandíbula
- Respiración entrecortada o hipo
- Mareos o desmayo
- Traspiración
- Náuseas

Nota especial: Es posible que las personas con diabetes sientan poco o nada de dolor.

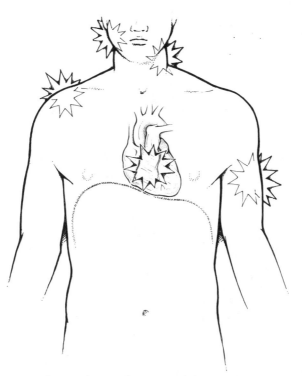

Un ataque al corazón puede causar dolor en el pecho, cuello, hombros, brazo o mandíbula.

Si piensa que está teniendo un ataque al corazón

1. Llame al 911 y pida una ambulancia.
2. Dígales a las personas a su alrededor que cree que está sufriendo un ataque al corazón. De lo contrario, si pierde el conocimiento, pueden perder el tiempo tratando de averiguar qué le pasa.

Atención dental

Tener diabetes aumenta el riesgo de tener enfermedades de las encías y otros tipos de infecciones en la boca. Las infecciones pueden hacer que le suba el nivel de glucosa, y la glucosa alta puede dificultar que sane una infección en la boca. Usted se puede proteger si conoce los indicios de enfermedades de las encías y otros tipos de infecciones en la boca, y si sabe cuidarse los dientes.

Es posible prevenir los problemas dentales si se controla la glucosa, se cepilla los dientes después de comer, usa hilo dental por lo menos una vez al día y va al dentista con regularidad. El diagnóstico y tratamiento temprano de los problemas dentales puede evitar que empeoren.

Enfermedades de las encías

Las enfermedades periodontales son infecciones en las encías. Comienzan cuando se forma una película pegajosa de bacterias, llamada placa, en los dientes y el borde de las encías. Debe cepillarse y usar hilo dental para eliminar la placa, de lo contrario, se endurece y convierte en sarro. La placa y el sarro irritan las encías. Las encías se pueden enrojecer, hinchar y causarle dolor. Entonces las encías empiezan a sangrar incluso si se cepilla delicadamente. Esto se llama gingivitis. Si no le hace caso a la gingivitis, la enfermedad de las encías puede empeorar.

A medida que la enfermedad de las encías avanza, estas comienzan a apartarse de los dientes. La raíz de los dientes comienza a verse, y estos parecen más largos. Se forman bolsas (o abscesos) entre los dientes y las encías. Estas bolsas se llenan de bacterias y pus. Esto se llama periodontitis.

La periodontitis puede destruir el hueso de la mandíbula. Los dientes se comienzan a mover. Usted nota un cambio en los dientes al morder o la manera que le quedan las dentaduras. Es posible que los dientes se suelten y se caigan, y sea necesario extraerlos. Conozca las señales de advertencia de las enfermedades de las encías para no dejar que lleguen a ese punto.

SÍNTOMAS DE ENFERMEDADES DE LAS ENCÍAS

- Encías enrojecidas
- Encías hinchadas o sensibles
- Encías que sangran cuando se cepilla o usa hilo dental
- Encías que se apartan de los dientes
- Pus entre los dientes y las encías cuando presiona las encías
- Mal aliento
- Dientes sueltos
- Dientes que se apartan unos de los otros
- Cambios en los dientes al morder
- Cambio en la forma que le quedan las dentaduras

Vaya al dentista si tiene alguno de estos síntomas.

Otras infecciones de la boca

Las infecciones de la boca afectan ciertas partes de la boca en vez de toda la boca. Las pueden causar bacterias u hongos. Conozca las señales de advertencia de las infecciones de la boca.

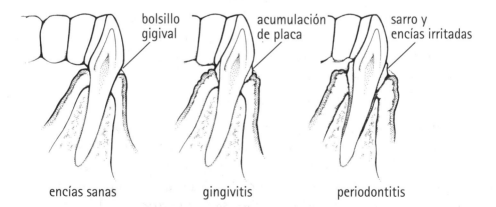

encías sanas   gingivitis   periodontitis

Síntomas de las infecciones de la boca
- Hinchazón alrededor de los dientes o encías, o en cualquier parte de la boca
- Pus alrededor de los dientes o las encías, o en cualquier parte de la boca
- Puntos blancos o rojos en cualquier parte de la boca
- Dolor en la boca o senos nasales que no se va
- Manchas oscuras o agujeros en los dientes
- Dolor de dientes cuando come algo frío, caliente o dulce
- Dolor al masticar

Vaya al dentista si tiene cualquiera de estos síntomas.

Cómo protegerse los dientes

Contrólese la glucosa en la sangre. Si mantiene un nivel saludable de glucosa, reducirá el riesgo de enfermedades de las encías y otras infecciones de la boca.

Mantenga los dientes limpios. Cepíllese los dientes con pasta dental con flúor por lo menos dos veces al día. Mejor aun, hágalo después de cada comida. Tenga cuidado de no cepillar muy fuerte. Puede hacer que se le desgasten las encías. Un cepillo suave con cerdas redondeadas o pulidas es lo mejor para las encías. Asegúrese de remplazar su cepillo dental cada tres o cuatro meses, o antes si se desgastan las cerdas.

Use hilo dental por lo menos una vez al día. Si no le gusta usar hilo dental, pruebe los limpiadores o palillos para limpiar entre los dientes. Usar hilo dental o palillos elimina la placa y los trocitos de comida entre los dientes. Cepillarse elimina la placa y los trocitos de comida en la superficie de los dientes. Otra opción es un cepillo ultrasónico, que usa cerdas que se mueven y ondas ultrasónicas para eliminar la placa entre los dientes, como también la de la superficie.

Vaya al dentista. Haga que su dentista o higienista dental le limpie los dientes cada seis meses o con mayor frecuencia, de ser necesario. Estas limpiezas eliminan la placa y el sarro. Asegúrese de que el dentista le haga radiografías completas de toda la boca cada dos años para detectar cualquier desgaste de los huesos. En algunas personas, el desgaste de los huesos es el único indicio de periodontitis. Dígale a su dentista que tiene diabetes.

Bebidas alcohólicas

Uno o dos tragos al día tienen poco efecto en su nivel de glucosa en la sangre si tiene un buen control de la diabetes, no tiene complicaciones y consume bebidas alcohólicas con una comida o aproximadamente a la hora de comer. Sin embargo, beber dos o más tragos con el estómago vacío puede hacer que le baje la glucosa si toma ciertas pastillas para la diabetes, se inyecta insulina o si acaba de hacer ejercicio o estaba por hacerlo.

Bebidas alcohólicas y un nivel bajo de glucosa

La insulina le baja el nivel de glucosa en la sangre. Ciertas pastillas para la diabetes (sulfonilureas y meglitinidas) hacen que el cuerpo secrete más insulina para bajar la glucosa. El ejercicio hace que la insulina surta más efecto en reducir la glucosa en la sangre.

Generalmente, si le baja demasiado la glucosa, el hígado secreta más glucosa en la sangre. (El hígado tiene su propio suministro de glucosa, llamado glucógeno.) Pero cuando hay alcohol, una toxina, en el cuerpo, el hígado quiere eliminarlo primero. Mientras el hígado se dedica al alcohol, puede dejar que la glucosa en la sangre baje a un nivel peligroso.

Si tiene un nivel bajo de glucosa después de beber, es posible que el aliento le huela a alcohol y la gente piense que está ebrio. Los indicios son los mismos. Dígales que tiene baja la glucosa y lo que deben hacer para ayudarlo con eso. Lleve puesto un brazalete médico que indique que tiene diabetes. Esto será útil en caso de que no pueda hablar.

Si bebe y luego conduce cuando tiene baja la glucosa, es posible que lo paren bajo sospecha de que está manejando ebrio. Incluso es posible que tenga un accidente. Cuando beba—aunque sea muy poco—deje que otra persona maneje. Recoja a la persona encargada con anticipación.

CÓMO EVITAR QUE LE BAJE LA GLUCOSA
- Siempre coma algo con carbohidratos cuando tome bebidas alcohólicas.
- Mídase la glucosa en la sangre antes, durante y después de beber. Las bebidas alcohólicas pueden bajarle la glucosa hasta 8 a 12 horas después de su último trago.
- Siga las *Directrices alimentarias para estadounidenses* (*Dietary Guidelines for Americans*) de no tomar más de dos tragos al día en el caso de varones y no más de un trago al día en mujeres. Un trago equivale a 12 onzas líquidas (355 mL) de cerveza, 5 onzas líquidas (148 mL) de vino o 1.5 onzas líquidas (44 mL) de licor.

Bebidas alcohólicas y complicaciones

Las bebidas alcohólicas pueden empeorar el daño en los nervios y la presión alta, además de causar un nivel elevado de grasas en la sangre. Si tiene cualquiera de estos problemas, pregúntele a su proveedor de servicios médicos cuánto puede beber de manera segura, si acaso.

Bebidas alcohólicas y su plan alimentario

Consulte con un nutricionista para incluir su bebida favorita en su plan alimentario. Tenga en cuenta que, ya que contienen más carbohidratos, la cerveza regular, los vinos dulces y los *wine coolers* le elevan la glucosa más que la cerveza *light*, los vinos secos y las bebidas destiladas (como vodka, gin y whisky). Los carbohidratos son el nutriente que más eleva la glucosa en la sangre.

Si está atento a su peso, tenga en cuenta que cada bebida alcohólica tiene de 60 a 300 calorías. La simple reducción en el número de tragos o un cambio de bebida puede ayudarlo a perder peso.

Cómo recortar calorías

- Tome alcohol de 80 grados (40% abv) en vez de 100 (50% abv). Cuanto menor el grado, menos alcohol en el licor. Cada gramo de alcohol tiene 7 calorías.
- Eche menos licor en su trago.
- Use mezclas no calóricas, como sodas de dieta, agua mineral o agua.
- Escoja una cerveza light en lugar de cerveza regular.
- Escoja vino seco en vez de dulce o frutado.
- Pruebe un *spritzer*, que mezcla un poco de vino con mucha agua mineral.

TAMAÑO DE PORCIONES DE BEBIDAS ALCOHÓLICAS

Bebida	Porción	Calorías	Opciones/ Intercambios
Licor destilado	1.5 onzas líquidas (44 mL)	107	2 grasas
Vino de mesa	5.0 onzas líquidas (149 mL)	100	2 grasas
Wine cooler	12 onzas líquidas (355 mL)	196	3 grasas, 1 almidón
Cerveza regular	12 onzas líquidas (355 mL)	151	2 grasas, 1 almidón
Cerveza *light*	12 onzas líquidas (355 mL)	97	2 grasas

La cocina con alcohol

Cuando el alcohol se usa para cocinar, ya sea en el horno o la cocina o estufa, una parte se evapora. La cantidad evaporada depende del tiempo de cocción. Si lo cocina 30 minutos o menos, se retiene aproximadamente un tercio de las calorías del alcohol. Se deben incluir en la cuenta de su plan alimentario. Si usa alcohol con regularidad en la cocina (3 veces por semana), las calorías son considerables.

Bombas de insulina

Una bomba de insulina es un dispositivo computarizado a pilas que tiene el tamaño aproximado de un teléfono celular. Dentro de la bomba hay un frasco de insulina con un émbolo activado por engranajes. Algunas bombas tienen un tubo delgado, de 21 a 43 pulgadas (53.34 a 109.22 centímetros) de largo. En el extremo opuesto hay una aguja o catéter. Se inserta la aguja o catéter debajo de la piel, por lo general en el abdomen o muslo. La insulina va del tubo a la aguja o catéter que la inyecta en el cuerpo.

Usted debe programar la bomba según la cantidad de insulina que desea y cuándo la desea. Programa la bomba para que le inyecte una cantidad pequeña de insulina continuamente, día y noche (basal), de la misma manera que lo haría el páncreas si funcionara normalmente. Luego, antes de comer, programa la bomba para que le inyecte insulina adicional (bolo).

Se lleva puesta la bomba de insulina prácticamente todo el tiempo, dentro o fuera de la ropa. Las bombas a veces son a prueba de agua o vienen en un recipiente a prueba de agua para cuando se duche o nade.

Por supuesto que puede dejar de usar la bomba por un tiempo. Si se la saca durante más de una hora, tal vez deba ponerse una inyección de insulina. Mídase la glucosa en la sangre para asegurarse. Leyó bien: sigue siendo necesario medirse la glucosa. Se recomienda que lo haga por lo menos cuatro veces al día.

También hay bombas sin tubos que se ponen directamente sobre la piel a manera de un equipo de infusión. El dispositivo inalámbrico para programar la bomba se lleva por separado. A algunas personas les gustan las bombas sin tubos pues les dan mayor libertad de movimiento. Pero a otras les parece que hacen demasiado bulto, son menos cómodas y es más difícil esconderlas.

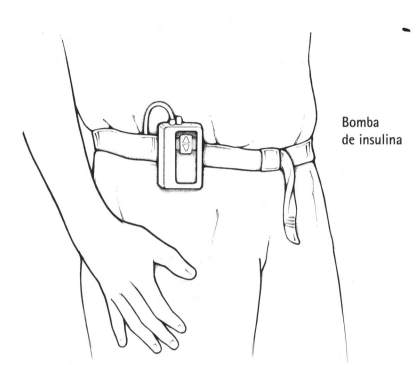

Bomba
de insulina

Qué puede hacer la bomba por usted

Hacer que su nivel de glucosa se aproxime lo más posible a lo normal. Esto se llama control estricto. Si las inyecciones de insulina no han logrado controlar su nivel de glucosa, es posible que una bomba de insulina le resulte más eficaz. La bomba también lo ayuda a calcular cuánta insulina necesita con cada comida o corregir un nivel anormal de glucosa.

Reducir los altibajos de glucosa. Si tiene altibajos con frecuencia, la bomba de insulina puede ayudar a que su nivel de glucosa se mantenga más estable.

Hacerse cargo cuando le baja la insulina de noche y le sube de mañana. El cuerpo necesita menos insulina de noche que al amanecer. Si usted trata de reducir la dosis de insulina que se inyecta al acostarse para evitar que le baje la glucosa de noche, no tendrá suficiente insulina por la mañana. Luego tendrá un nivel alto de glucosa cuando se despierte.

Puede programar la bomba de insulina para que le inyecte menos insulina de noche y más insulina antes del amanecer. De esa manera evitará que le baje la glucosa de noche y le suba de mañana.

Esté atento

Cetoacidosis. Cuando el cuerpo no tiene insulina o tiene un nivel insuficiente, corre peligro de tener cetoacidosis. La cetoacidosis es una acumulación peligrosa de cetonas en la sangre. Ya que solo se inyecta insulina de acción rápida con la bomba, corre peligro de tener cetoacidosis repentinamente si se interrumpe la insulina.

Si se obstruye o retuerce el tubo que va a la bomba de insulina o si la aguja se sale, es posible que se interrumpa el suministro de insulina sin que usted se dé cuenta. (Las bombas tienen alarmas que indican cuando se obstruye el tubo, queda poca insulina, o las pilas están bajas. Pero la alarma no suena cuando se sale la aguja).

Es posible que se comiencen a acumular cetonas en apenas una hora, especialmente si usted está enfermo o si hace ejercicio. La cetoacidosis se puede presentar en apenas seis horas. Su mejor protección es medirse el nivel de glucosa con frecuencia. Si su nivel de glucosa es más de 250 mg/dL (13.9 mmol/L), hágase una prueba de cetonas en la orina, especialmente si se siente mal.

Infección. El punto de inserción de la aguja o el catéter en el cuerpo se puede infectar. Para reducir la probabilidad de infección, limpie el área antes de insertar la aguja o el catéter, cambie de punto dentro del área cada 48 horas (ver Inyecciones de insulina) y use un ungüento antibiótico y cubierta protectora.

Alergia de la piel. Es posible tener una reacción alérgica alrededor del punto donde se inserta la aguja o el catéter. Pruebe usar cinta antialérgica o catéteres de teflón.

Cómo sobrellevar la diabetes

La diabetes nunca desaparece ni se va de vacaciones. Es una enfermedad crónica que se puede controlar, pero no curar. La vida con diabetes no solo es difícil para el cuerpo sino también para la mente. Quizá a veces se niegue a aceptar que tiene diabetes o se sienta molesto o deprimido al respecto. Estos sentimientos son normales. Tal vez lo ayuden a enfrentar el hecho que tiene diabetes. Pueden ser parte del proceso por el que debe pasar para comenzar a aceptar la diabetes. Su aceptación no implica ver la diabetes desde una perspectiva positiva; sin embargo, algunas personas pueden ver la diabetes positivamente (por ejemplo, las hizo estar más conscientes, comenzar a hacer ejercicio, perder peso, comer saludablemente, etc.)

Aceptar la diabetes significa reconocer que tiene una enfermedad crónica y asumir la responsabilidad de su control, cuidar de su salud y llevar una vida plena. Aceptar la diabetes significa que no debe ignorar la diabetes y no dejar que se vuelva un problema médico más grave.

La mejor manera de sobrellevar la diabetes es aceptarla. Pero ¿qué pasa si se queda estancado en el proceso? Si después de un tiempo, todavía sigue molesto, deprimido y se niega a aceptar su enfermedad, es posible que deje de cuidarse la diabetes.

Negación

Casi todos pasan por una etapa de negación cuando reciben un diagnóstico de diabetes. El problema comienza si sigue negándose a aceptar que tiene diabetes. Seguir negando la realidad le impide aprender lo que necesita para permanecer saludable. Si dice algunas de estas frases en voz alta o si las piensa, es posible que esté negando cierta parte del cuidado de la diabetes.

"No pasa nada si me vuelvo a servir comida solo esta vez".

"Esta llaga sanará sola".

"Iré al médico después".

"No tengo tiempo para hacerlo".

"En mi caso, la diabetes no es seria".

"Solo tomo una pastilla, no me pongo inyecciones".

Cómo superar la etapa de negación

- Escriba su plan de cuidado de la diabetes y sus objetivos de salud. Sepa por qué cada parte de su plan es importante. Acepte que tomará un tiempo alcanzar cada objetivo.
- Hable con el instructor de diabetes sobre su plan de cuidado de la diabetes. Juntos podrán formular un plan mejor.
- Cuénteles a sus familiares y amigos cómo se cuida la diabetes. Dígales cómo lo pueden ayudar. Si no les dice cómo pueden hacerlo, es posible que traten de ayudarlo de maneras que no le parecen útiles (por ejemplo, insistir en algo). Ayudarlo puede ser una combinación de hacer cosas que a usted le parecen útiles y evitar cosas que no lo son.

Ira

La ira es una emoción muy fuerte. Para poder controlar la ira, aprenda más al respecto. Comience a llevar un diario sobre la ira. Tome nota de las veces que se ha enfadado, dónde estaba, con quién estaba, por qué se sintió enfadado y qué hizo al respecto. Después de unas cuantas horas o días, vuelva a leerlo. Trate de entender su ira. ¿Qué le causa ira? Por lo general, la ira sucede cuando alguien hirió sus sentimientos.

Cuanto mejor comprenda su ira, mejor podrá controlarla. Depende de usted cómo usa la energía de su ira. Planee usar su ira la próxima vez de una manera que lo ayude.

Cómo controlar su ira

Cálmese. Hable lentamente, respire hondo, beba agua, siéntese, recuéstese, mantenga los brazos a los lados.

Use la energía. Haga alguna actividad física como trotar o rastrillar. Llore con una película triste. Apunte en un papel lo que le provoca decir o gritar.

Trate de restarle importancia. Pregúntese cuán importante es. Algunas cosas son demasiado insignificantes como para merecer que se enfade por ellas.

Ríase. Encuentre algo divertido en ella. A veces la risa puede eliminar la ira.

Deje que le dé fuerza. La ira puede darle la valentía para defenderse o proteger a otra persona. Convierta su ira en algo positivo.

Depresión

Sentirse decaído de vez en cuando es normal. Pero sentirse triste y descorazonado dos semanas o más puede ser indicio de depresión grave.

Tal vez se sienta deprimido si:

- ya no le interesan o no encuentra placer en las cosas que solía disfrutar.
- tiene dificultad para dormirse, se despierta con frecuencia de noche o quiere dormir más de lo acostumbrado.
- se despierta antes de lo normal y no se puede volver a dormir.
- come más o menos de lo que solía comer. Sube o baja de peso rápidamente.
- tiene dificultad para concentrarse. Se distrae con otras ideas o sentimientos.
- no tiene energía. Se siente cansado todo el tiempo.
- está tan nervioso o ansioso que no se puede quedar quieto.
- tiene menos interés en las relaciones sexuales.
- llora con frecuencia.
- siente que nunca hace nada correctamente y que es una carga para los demás.
- se siente triste o peor por la mañana que el resto del día.
- siente que quiere morir o está pensando en formas de hacerse daño.

Si tiene tres o más de estos síntomas, busque ayuda. Si tiene uno o dos de estos síntomas y se siente así desde hace dos semanas o más, busque ayuda.

Ayuda para la depresión

Primero hable con su médico. Es posible que su depresión tenga una causa física. Si usted y su médico descartan las causas físicas, su médico probablemente le recomiende consultar con un profesional de salud mental. El tratamiento puede incluir terapia, un antidepresivo o ambos.

Cómo sobrellevar la diabetes

Una vez que resuelva las emociones fuertes que tiene tras su diagnóstico, estará en camino a aceptar la diabetes. La aceptación de la diabetes es una manera positiva de sobrellevarla.

Acepte que el cuidado de la diabetes depende de usted. Es usted quien decide qué comer, cuánto ejercicio hacer y cuándo medirse la glucosa. Acepte que esto significa tener el control. Usted es quien tiene el control. También acepte que no siempre puede controlar la diabetes. Puede hacer todo lo correcto, pero hay veces en que la diabetes se manifiesta de maneras inesperadas. ¡Recuérdelo!

Aprenda lo más posible sobre la diabetes. La Asociación Americana de la Diabetes puede ayudar. Visite www.diabetes.org o llame a 1-800-diabetes. Lea. Haga preguntas. Tome clases sobre la diabetes. Vaya a grupos de apoyo de la diabetes.

Comparta lo que aprenda con sus familiares y amigos. Cuanto más sepan, más podrán ayudarlo. Dígales lo que siente con respecto a la diabetes.

Manténgase activo con pasatiempos, actividades y deportes. Les mostrará a todos, incluido usted, que sigue siendo el mismo. Puede seguir divirtiéndose mucho.

Complicaciones

La diabetes puede causar otras enfermedades y afecciones, denominadas complicaciones. Las complicaciones pueden dañar los vasos sanguíneos, el cerebro, los ojos, el corazón, los riñones, los nervios, las piernas y los pies. Su mejor defensa contra las complicaciones es tener un peso saludable y esforzarse por tener la presión, el colesterol y el nivel de glucosa dentro de los límites deseados. Cuanto más se aproxime al nivel recomendado, más probable será que evite o retrase las complicaciones. Así lo comprobaron la Prueba Clínica de Control de la Diabetes y Complicaciones (Diabetes Control and Complications Trial o DCCT) y el Estudio Prospectivo de la Diabetes en el Reino Unido (United Kingdom Prospective Diabetes Study o UKPDS).

Prueba Clínica de Control de la Diabetes y Complicaciones

La Prueba Clínica de Control de la Diabetes y Complicaciones fue un estudio médico de 10 años (1983-1993) auspiciado por institutos nacionales de salud. Llegó a la conclusión de que las personas con diabetes tipo 1 que mantienen su nivel de glucosa lo más cercano a lo normal (el nivel de las personas sin diabetes) tienen menos complicaciones que las personas con un nivel más alto de glucosa.

Los médicos estudiaron las complicaciones en 1,441 personas con diabetes tipo 1. Algunas personas usaron terapia estándar en ese momento y se inyectaron insulina una o dos veces al día. La otra mitad de las personas usaron una terapia más intensiva y se inyectaron tres o más veces al día o usaron una bomba de insulina. El grupo de terapia intensiva también se midió la glucosa con mayor frecuencia (cuatro o más veces al día) y modificó su dosis de insulina según los resultados de glucosa, cuánto iban a comer o qué ejercicio estaban haciendo.

Las personas en terapia intensiva tuvieron un nivel de glucosa más aproximado a lo normal (7.1% [54.1 mmol/mol] en comparación con 9.1% [76.0 mmol/mol]). Pero también tuvieron un nivel peligrosamente bajo de glucosa con una frecuencia tres veces mayor y aumentaron de peso más que las personas con la terapia estándar.

Una importante conclusión de este estudio fue que los miembros del grupo que recibieron tratamiento intensivo y mantuvieron un nivel promedio más bajo de glucosa presentaron mucho menos complicaciones. Cuando se dio a conocer el estudio en 1993, la probabilidad de tener enfermedades de los ojos, riñones o nervios se habían reducido por lo menos 50% en el grupo de tratamiento intensivo en comparación con el estándar.

Cuando se finalizó el estudio, se permitió que los participantes escogieran el tratamiento que ellos y sus médicos preferían. Muchos de aquellos en el grupo de tratamiento estándar pasaron a ponerse más inyecciones de insulina y medirse más la glucosa. Poco después de que la prueba concluyó, el nivel promedio de glucosa era similar entre los dos grupos originales de personas. Los médicos del estudio siguieron haciéndoles seguimiento a las personas que participaron en el estudio de DCCT durante 13 años. Después de cierto tiempo, se notó que con la edad, quienes se controlaron mejor la glucosa durante el estudio siguieron teniendo menos complicaciones y también una probabilidad menor de sufrir enfermedades del corazón o fallecer.

Estudio Prospectivo de la Diabetes en el Reino Unido

El Estudio Prospectivo de la Diabetes en el Reino Unido (United Kingdom Prospective Diabetes Study o UKPDS) examinó a 5,102 personas con un diagnóstico reciente de diabetes tipo 2 durante un promedio de 10 años. Se reclutó a las personas de 1977 a 1991 en 23 centros en el Reino Unido.

Como en el DCCT, se dividió a las personas en un grupo de terapia intensiva y uno de terapia convencional. Ambos grupos usaron diversas combinaciones de insulina, pastillas para la diabetes o ambos a fin de bajar su nivel de glucosa en la sangre.

El grupo de terapia intensiva apuntó a un nivel de glucosa en plasma en ayunas de 108 mg/dL (6.0 mmol/L) (control estricto). El grupo de terapia convencional usó solo alimentación y ejercicio hasta que el nivel de glucosa en plasma en ayunas llegó a 270 mg/dL (15.0 mmol/L). Quienes realizaron un control estricto de la glucosa redujeron su riesgo de enfermedades de los ojos, riñones y, posiblemente, los nervios.

Además, se dividió en dos grupos a las personas con presión alta. Ambos grupos recibieron medicamentos para bajarles la presión. Un grupo mantuvo una presión promedio de 144/82 mmHg (19.2/10.9 kPa) (control estricto). El otro grupo mantuvo una presión promedio de 154/87 mmHg (20.5/11.6 kPa).

Las personas con un control estricto de la presión redujeron su riesgo de derrame, muerte relacionada con la diabetes, insuficiencia cardiaca, pérdida de la vista y complicaciones de los ojos, riñones y nervios.

Estudios ACCORD, ADVANCE y VADT

En el 2008 se realizaron tres pruebas clínicas adicionales sobre la relación entre el nivel de glucosa y las enfermedades del corazón en personas con diabetes tipo 2. Las enfermedades del corazón son, con mucho, la principal causa de muerte en personas con diabetes. Los estudios ACCORD, ADVANCE y VADT examinaron si reducir intensivamente la glucosa a un nivel casi normal puede prevenir las enfermedades del corazón.

ACCORD estudió los efectos del control intensivo de la glucosa, la presión y el colesterol en comparación con el control estándar en 10,251 personas que tenían enfermedades del corazón o corrían peligro de tenerlas. El aspecto de control intensivo de glucosa de la prueba se suspendió debido a un pequeño incremento en la tasa de muertes en el grupo intensivo en comparación con el estándar. Se desconoce la causa del incremento en la tasa de mortalidad.

La prueba ADVANCE comparó los efectos cardiovasculares de una reducción en el nivel de glucosa y presión en 11,140 personas de por lo menos 55 años que tenían una historia de enfermedades microvasculares (de los vasos sanguíneos pequeños) o del corazón. En los resultados de la prueba no hubo diferencia entre los dos grupos en cuanto a riesgo de enfermedades del corazón; sin embargo, la prueba identificó una reducción de 14% en complicaciones microvasculares con terapia intensiva.

El estudio VADT (Veterans Affairs Diabetes Trial) se hizo para determinar el efecto del control intensivo de la glucosa en 1,791 personas con diabetes tipo 2 y riesgo cardiovascular. Se descubrió una tasa ligeramente menor de sucesos cardiovasculares en el grupo de control intensivo de la glucosa, pero los resultados no fueron definitivos. La prueba también logró un excelente control de la presión, un alto nivel de consumo de aspirina y estatinas, y un gran número de personas que dejaron de fumar.

Estos tres estudios llevaron a la Asociación Americana de la Diabetes, la Asociación del Corazón de Estados Unidos y el Colegio de Cardiología de Estados Unidos a reexaminar las recomendaciones sobre el nivel glucémico óptimo en pacientes con diabetes.

El significado de estos estudios en su caso

Hable con su equipo de control de la diabetes sobre lo que los resultados de estos estudios significan para usted. Probablemente sea bueno que trate de mantener su nivel de glucosa y presión dentro de los límites normales o lo más normales posible. Se recomiendan como objetivos un A1C de <7% (53.0 mmol/mol) y una presión de 130/80 (17.3/10.7 kPa). Hay más de una manera de alcanzar sus objetivos. Usted y su equipo de control de la diabetes pueden elaborar juntos un plan adecuado.

Cómo sobrellevar las complicaciones

Aprenda todo lo que pueda sobre la complicación que padece. Cuanto más sepa sobre ella, mejor podrá controlarla. Recuerde que la diabetes puede causar complicaciones, pero hay mucho que usted puede hacer con respecto a su tratamiento, como también para llevar una buena vida y evitar que empeoren.

Hable con familiares y amigos. Dígales lo que sucede y lo que pueden hacer para ayudar.

Obtenga asesoría. Si se le hace difícil hablar con familiares y amigos o sobrellevar sus emociones, quizá deba acudir a un trabajador social o sicólogo.

Únase a un grupo de apoyo. Otras personas que tienen la misma complicación pueden ser una fuente de apoyo. Y quizá oiga nuevas ideas sobre opciones de tratamiento que pueda conversar con su proveedor de servicios médicos o sugerencias para los médicos. Su equipo de atención médica o filial local de la Asociación Americana de la Diabetes quizá puedan ayudarlo a encontrar un grupo de apoyo.

Vaya a un especialista. Puede ser provechoso consultar con un especialista dedicado a su complicación. Su médico quizá le pueda recomendar uno.

Haga preguntas sobre tratamientos. ¿Cuáles son las opciones de tratamiento? ¿Cuáles son los efectos secundarios de los tratamientos? ¿Qué puedo esperar de los tratamientos? ¿Cuánto cuestan estos tratamientos? ¿Con qué frecuencia necesito tratamiento? ¿Cuántos pacientes con este problema ha visto? ¿Qué sucedió con esos pacientes? ¿Qué indican los estudios sobre la prevención de complicaciones? ¿Qué puedo hacer?

Busque una segunda opinión. Averigüe con su compañía de seguro médico. Quizá ofrezca cobertura para una segunda opinión si no está logrando resultados o tiene serias inquietudes sobre su atención.

Busque organizaciones dedicadas a esta complicación.

Las organizaciones como la Fundación Nacional de los Riñones, la Fundación para los Ciegos de Estados Unidos y la Fundación Nacional de la Amputación tienen programas y servicios. Para averiguar más al respecto, busque en Internet o lea *The Encyclopedia of Associations*. Está en la mayoría de las bibliotecas. La Asociación Americana de la Diabetes tiene mucha información valiosa sobre complicaciones en *www.diabetes.org*.

Sea positivo. Tener pensamientos positivos sobre sí mismo y lo que sucede en su vida puede hacer que sea más feliz y viva más tiempo. El control de la diabetes es difícil y a veces se presentan complicaciones, incluso cuando hizo todo de su parte por prevenirlas. Trate de centrarse en lo que puede hacer para sentirse mejor.

Control propio de la glucosa

El control propio es lo que hace usted mismo. Cuando se mide la glucosa en la sangre, se entera de cuánta glucosa tiene en la sangre en cualquier momento dado. Todas las personas con diabetes se pueden beneficiar del control propio.

¿Por qué debe medirse la glucosa?

Cuando se enteró de que tiene diabetes, usted y su equipo de atención médica crearon un plan de cuidado de la diabetes. Se formuló el plan para ayudarlo a mantener su nivel de glucosa en la sangre dentro de los límites recomendados en su caso (ver Glucosa en la sangre). Su plan puede incluir comer sano, hacer ejercicio o actividad física con regularidad y usar insulina o tomar medicamentos para la diabetes.

Una de las mejores maneras de estar al tanto de cuán eficaz es su plan de cuidado de la diabetes es medirse la glucosa. Esto ayuda a darse cuenta de lo que sucede con su nivel de glucosa cuando come ciertos alimentos, hace ciertos tipos de ejercicio o actividades, o pierde peso. Los controles lo ayudan a averiguar lo que sucede con su nivel de glucosa cuando usa insulina o un medicamento para la diabetes o está enfermo o estresado.

Medirse la glucosa puede ayudarlo a tomar decisiones sobre el cuidado de la diabetes. Puede motivarlo a comer un bocadillo, usar más insulina o hacer más ejercicio. Puede alertarlo que necesita tratamiento para la glucosa alta o baja.

Cómo medirse la glucosa

Mídase la glucosa en la sangre con un medidor de glucosa. Es importante seguir las instrucciones que vienen con el medidor que compra.

En la mayoría de los casos, el control propio de la glucosa se hace de la siguiente manera:

1. Lavarse las manos con agua y jabón. Secarlas.

2. Pincharse el lado de un dedo con una lanceta.

3. Apretar el dedo hasta que le salga una gota de sangre.

4. Dejar que la gota de sangre caiga en la tira de prueba o esta lo absorba, según las instrucciones.

5. Meter la tira de prueba en el medidor de glucosa.

6. Leer el número que indica su nivel de glucosa en la pantalla del medidor.

7. Descartar la lanceta de la misma manera que lo hace con las agujas de jeringa (ver la pág. 127 para información sobre cómo desechar objetos punzantes).

8. Anotar su nivel de glucosa.

Cuándo medirse la glucosa

El proveedor de servicios médicos para el control de la diabetes puede ayudarlo a determinar cuándo medirse la glucosa. Puede ser útil medírsela a horas específicas. Por ejemplo, un control 1 o 2 horas después de una comida le permite ver cuánto le sube la glucosa después de comer ciertos tipos y cantidades de alimentos. Un control a las 2 o 3 A.M. le dice si tiene la glucosa baja durante la noche. Hay muchas otras ocasiones en las que se puede hacer un control:

1. Antes del desayuno

2. 1 a 2 horas después del desayuno

3. Antes del almuerzo

4. 1 a 2 horas después del almuerzo

5. Antes de la cena

6. 1 a 2 horas después la cena

7. Antes de acostarse

8. A las 2 o 3 A.M.

Cuanto más se la mida, más sabrá sobre su nivel de glucosa en la sangre. Y cuanto más sepa sobre este, le será más fácil mantenerlo dentro de los límites recomendados para usted.

Hágase controles adicionales de glucosa

- cuando su equipo está tratando de encontrar la mejor dosis de insulina o medicamento de la diabetes para usted
- cuando cambia su programa de ejercicio o plan alimentario
- cuando comienza a tomar un nuevo medicamento que puede afectar su nivel de glucosa
- cuando piensa que tiene la glucosa baja o alta
- cuando se enferma
- cuando está embarazada
- antes y después de hacer ejercicio (o durante el ejercicio cuando lleva haciéndolo más de un hora)
- antes de conducir
- antes de actividades que requieren mucha concentración

Tome nota

Asegúrese de apuntar sus resultados, la fecha y hora. Hágalo incluso si tiene un medidor con memoria. Apuntar su nivel de glucosa en la sangre puede ayudarlo a usted y su equipo de atención médica a determinar si hay un patrón particular en sus resultados. Una buena manera de anotar el nivel de glucosa en la sangre para determinar si hay un patrón es tener una columna para la hora del día e hileras para cada día (cuadro abajo):

Es posible que su equipo de atención médica le pida que apunte información adicional, particularmente cuando su nivel sube y baja mucho. Esta información puede incluir:

- el tipo y la cantidad de alimentos que consume
- cómo se siente en ese momento
- las veces que se salta comidas o bocadillos
- las veces que come comidas muy grandes o pequeñas
- las veces que toma bebidas alcohólicas y cuánto toma
- cuánto pesa

- cuánta insulina u otras inyecciones que no contienen insulina usa o cuántas pastillas para la diabetes toma y cuándo
- cuándo hace ejercicio y durante cuánto tiempo
- cuándo se da tratamiento para la glucosa baja o alta y cómo
- cuándo está enfermo, lesionado, estresado o acaba de tener cirugía
- su nivel de actividad

Comparta sus notas con su equipo de atención médica. Juntos pueden hacer los cambios necesarios en su plan de cuidado de la diabetes. Las mejoras al plan le facilitan el cuidado de la diabetes.

CUADRO DE MUESTRA PARA ANOTAR EL NIVEL DE GLUCOSA

Fecha	Desayuno	Almuerzo	Cena	Hora de acostarse	Notas

Cuando está enfermo

Estar enfermo con un resfrío o gripe puede alterar su plan de cuidado de la diabetes. Quizá no pueda comer lo que generalmente come, tomar las pastillas usuales para la diabetes ni usar insulina. Cuando usted se enferma, le puede subir o bajar la glucosa.

Su equipo de atención médica puede ayudarlo a preparar un plan para los días que está enfermo. Su plan incluirá qué medicamentos tomar, qué comer y beber, con qué frecuencia medirse la glucosa, cuándo llamar al proveedor de control de la diabetes y qué decirle.

Qué medicamentos tomar

Solo el proveedor de servicios médicos para el control de la diabetes le puede decir con certeza qué medicamentos tomar. Pero lo más probable es que en la mayoría de los casos, le indique que siga usando insulina o tomando las pastillas para la diabetes.

Si se controla la diabetes con insulina, tal vez tenga que modificar su dosis usual. Si se controla la diabetes comiendo sano y haciendo ejercicio o con pastillas para la diabetes, su proveedor de servicios médicos tal vez quiera que use insulina cuando se enferme.

Quizá usted decida tomar otros tipos de medicamentos para la enfermedad que tenga. Algunos de estos medicamentos pueden elevar la glucosa, y otros pueden hacer que baje. Pregúntele a su médico o farmacéutico si los medicamentos que planea tomar afectarán el nivel de glucosa.

Qué comer y beber

Si puede, coma los alimentos en su plan alimentario usual. Si no puede comer lo acostumbrado, siga su plan alimentario para cuando está enfermo. Incluirá alimentos de fácil digestión. Tal vez quiera designar una sección de la despensa para los alimentos que consumirá cuando se enferme.

Si tiene fiebre, está vomitando o tiene diarrea, es posible que pierda mucho líquido. Trate de tomar una taza (237 mL) de agua cada hora.

Si su nivel de glucosa es más de 250 mg/dL (13.9 mmol/L), beba líquidos sin azúcar, como agua, té sin cafeína, Ginger Ale sin azúcar o caldo (vegetal, de pollo o carne de res).

Si su nivel de glucosa es menos de 250 mg/dL (13.9 mmol/L), beba líquidos con aproximadamente 15 gramos de carbohidratos (ver abajo la lista de alimentos y líquidos para cuando está enfermo).

ALIMENTOS Y LÍQUIDOS PARA CUANDO ESTÁ ENFERMO CON ~15 G DE CARBOHIDRATOS

6 galletas de soda

5 wafers de vainilla

3 galletas Graham

1 barra energética con fruta

1 tostada o rebanada de pan

1 taza (237 mL) de sopa

1 taza (237 mL) de leche con poca grasa

1 taza (237 mL) de bebida deportiva

1/3 taza (79 mL) de jugo de fruta

1/2 taza (113 g) de gelatina regular

1/2 taza (113 g) de helado

1/2 taza (113 g) de cereal cocido

1/2 taza (113 g) de puré de papa

1/3 taza (76 g) de arroz cocido

3/4 taza (168 g) de yogur sin sabor

1/3 taza (76 g) yogur congelado

1/4 taza (57 g) de sorbete

1/2 taza (113 g) de puré de manzana, sin azúcar

1/4 taza (57 g) de pudín sin azúcar

1/2 taza (113 g) de fruta enlatada

Con qué frecuencia medirse la glucosa y las cetonas en la orina

Por lo general debe medirse la glucosa y cetonas en la orina con más frecuencia cuando está enfermo. El plan que haga con su equipo de atención médica para cuando está enfermo le indicará la frecuencia con la que debe hacerlo.

Si tiene diabetes tipo 1 quizá deba medirse la glucosa y cetonas cada tres a cuatro horas. Si tiene diabetes tipo 2, tal vez deba medirse la glucosa cuatro o cinco veces al día.

Cuándo llamar a su proveedor

Llame a su proveedor de servicios médicos cuando:
- lleva dos días enfermo, sin mejorar.
- vomita y tiene diarrea durante más de seis horas.
- su nivel de glucosa permanece por encima de 250 mg/dL (13.9 mmol/L).

- su nivel de glucosa permanece por debajo de 60 mg/dL (3.3 mmol/L).
- tiene una cantidad moderada o alta de cetonas en la orina.
- tiene cualquiera de estos síntomas: dolor de pecho, dificultad para respirar, aliento con olor a fruta o labios o lengua secos y resquebrajados.
- no está seguro de qué debe hacer para cuidarse.

Qué decirle a su proveedor

Tome nota para que pueda decirle a su proveedor de servicios médicos para el control de la diabetes:
- cuánto tiempo lleva enfermo
- qué medicamentos está tomando y en qué cantidad
- si ha podido comer y beber, y en qué cantidad
- si está vomitando o tiene diarrea
- si ha bajado de peso
- su temperatura
- su nivel de glucosa
- su nivel de cetonas en la orina

Sepa cómo comunicarse con un miembro de su equipo de atención médica o sus remplazos durante los fines de semana, feriados y noches. Si debe hablar con alguien que no es miembro de su equipo, asegúrese de decirle que tiene diabetes.

¿Y el ejercicio?

Hacer ejercicio cuando está enfermo puede hacer que le suba o baje la glucosa demasiado. Si hace ejercicio mientras está enfermo, puede tardar más en recuperarse. No haga ejercicio cuando está enfermo. Pregúntele a su proveedor de servicios médicos para el control de la diabetes cuándo puede volver a hacer ejercicio sin peligro. Ya que es posible que su fortaleza física disminuya después de estar enfermo, retome poco a poco su rutina de ejercicio. Pruebe hacer ejercicio menos intenso, por menos tiempo o menos días.

Cuidado de la piel

La diabetes hace que sea más propenso a tener problemas de la piel. Las infecciones bacterianas y los hongos son problemas de la piel que puede tener cualquiera, pero se presentan con más frecuencia en las personas con diabetes. Otros problemas de la piel se presentan mayormente en personas con diabetes, como la dermopatía diabética y la esclerosis digital.

Infecciones bacterianas

Tres infecciones bacterianas que se presentan más fácilmente en personas con diabetes son los orzuelos, forúnculos y ántrax. En la mayoría de los casos, los causa la bacteria estafilococo. Todos son bultos rojos, llenos de pus, que duelen.

Un orzuelo es una glándula infectada en el párpado. Un forúnculo es cuando se infecta la raíz de un pelo (folículo piloso) o glándula de la piel. El ántrax, que no es lo mismo que la enfermedad conocida en inglés como *anthrax*, es un grupo de forúnculos. Los forúnculos y el ántrax con frecuencia salen en la parte trasera del cuello, las axilas, el área genital o las nalgas.

Si piensa que tiene un orzuelo, forúnculo, ántrax u otra infección bacteriana, haga una cita con su proveedor de servicios médicos.

Hongos

Los hongos que se presentan más fácilmente en personas con diabetes son infecciones vaginales y tiña en la ingle (inguinal), en los pies (pie de atleta) y en otras partes del cuerpo (*ringworm*).

La tiña inguinal es un punto enrojecido con comezón que va del área genital hacia afuera, a la parte interior del muslo. El pie de atleta causa comezón y dolor entre los dedos del pie, donde la piel se puede quebrar, pelar o ampollar.

La tiña tipo *ringworm* es un área enrojecida y escamosa en forma de aro donde siente comezón o tiene ampollas. Puede salir en los pies, la ingle, el cuero cabelludo, las uñas o el resto del cuerpo.

Por lo general, las infecciones vaginales son causadas por el hongo *Candida albicans*. Producen una secreción blanca y espesa de la vagina, con picazón, ardor o irritación.

Si cree que tiene hongos, llame a su médico.

Dermopatía diabética

Algunas personas con diabetes tienen una afección de la piel llamada dermopatía diabética. Causa manchas escamosas rojas o pardas, que por lo general se forman en la parte delantera de las piernas. La dermopatía diabética es inofensiva y no requiere tratamiento.

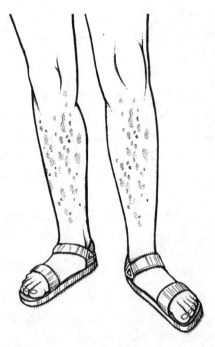

La dermopatía diabética causa manchas escamosas rojas o pardas en la parte delantera de las piernas

Esclerosis digital

Las personas con diabetes también pueden tener esclerosis digital. Esclerosis quiere decir endurecimiento. Digital se refiere a los dedos.

La esclerosis digital hace que la piel de las manos o los dedos de pies y manos se engrose, se ponga tensa y luzca cerosa o brillante. También causa dolor y rigidez de los dedos. Puede limitar el movimiento, de manera que no puede juntar las palmas como para rezar.

No hay tratamiento para la esclerosis digital. Sin embargo, los analgésicos y antiinflamatorios pueden aliviar el dolor de las articulaciones.

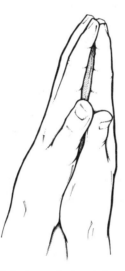

La esclerosis digital puede impedir que junte las palmas.

Cómo cuidarse la piel

Mantenga su nivel de glucosa lo más cerca posible al nivel deseado. Un alto nivel de glucosa puede facilitar que le den infecciones bacterianas y hongos. También lo hace más propenso a que se le reseque la piel.

Mantenga la piel limpia. Use agua tibia en vez de caliente, cuando se bañe o duche. El agua caliente puede resecar la piel.

Humecte las partes secas de la piel. Use cremas y jabones humec-
tantes. Mantenga su vivienda lo más húmeda posible durante los meses
fríos y secos. Beba mucha agua. Eso también ayuda a mantener la piel
humectada.

Mantenga seca la piel que roza con otra. Se debe mantener secas
las áreas en las que la piel toca piel. Estas áreas son los dedos del pie,
debajo de los brazos y en la ingle. Usar talco en esas áreas puede ayudar a
mantenerlas secas.

Protéjase la piel del sol. El sol puede secar y quemar la piel.
Cuando esté expuesto al sol, use protector solar a prueba de agua y traspiración, con un factor de protección solar (SPF por su sigla en inglés)
de por lo menos 15. También ayuda ponerse sombrero.

Preste atención incluso a problemas menores de la piel. Puede
usar productos de venta sin receta para tratar problemas de la piel. Pero
lo mejor es que consulte con su proveedor de servicios médicos para el
control de la diabetes antes de usar cualquier tratamiento para la piel.

Vaya a un dermatólogo. Si es propenso a problemas de la piel, pídale
a su proveedor de servicios médicos para el control de la diabetes que
incluya un médico especialista en piel (dermatólogo) en su equipo de
atención médica.

Cuidado de los pies

Las personas con diabetes pueden tener muchos tipos de problemas de
los pies. Incluso los problemas leves pueden volverse serios.

Daño en los nervios

El daño en los nervios puede disminuir la capacidad de los pies de sentir
dolor, calor y frío. El daño en los nervios puede afectar los nervios que
producen sudor. Como resultado de la menor traspiración, es posible

que los pies se resequen y se pongan escamosos. Tal vez la piel se pele y vuelva quebradiza. El daño en los nervios también puede deformar los pies. Es posible que los dedos se contraigan. Tal vez la bola de los pies se vuelva más protuberante y el arco sea más alto. Estos cambios pueden hacer que algunas partes de los pies soporten más peso, lo que a su vez generará clavos y callos (ver abajo).

Si ha perdido un poco de sensación en los pies

- No camine descalzo. Se podría lastimar los pies y no darse cuenta de ello. Si nada o camina en el agua, póngase calzado especial para el agua.
- Revise sus zapatos antes de ponérselos. Asegúrese de que no haya piedritas, clavos, sujetapapeles, alfileres u otros objetos con filo en ellos. Asegúrese de que el interior del zapato sea liso y no esté roto ni tenga bordes ásperos.

Si los pies le sudan mucho

- Trate de usar calcetines de seda o polipropileno debajo de los regulares. Absorben el sudor de la piel y ayudan a reducir la fricción. Asegúrese de tener suficiente espacio en los zapatos para ambos pares de calcetines. También puede comprar medias especiales que están diseñadas para absorber el sudor de la piel. Estas se venden en la mayoría de las tiendas de artículos deportivos.

Si tiene los pies secos y escamosos

- Use humectante dos veces al día. Pero no se ponga humectante entre los dedos. La humedad adicional puede contribuir a generar infecciones.
- No se remoje los pies. Remojarlos reseca la piel.

Si la forma del pie ha cambiado

- Pregúntele al proveedor de servicios médicos para el control de la diabetes o podólogo (médico de pies) sobre plantillas o zapatos especiales.

Clavos y callos

Los callos son áreas de piel gruesa, causada por presión frecuente o prolongada. Los clavos son callos en un dedo. Los clavos y callos pueden salir cuando los pies soportan peso de manera desigual. Puede hacer varias cosas para evitar que se formen callos.

Póngase calzado que le quede bien. Los zapatos que le quedan bien son cómodos cuando los compra. La mayoría de los zapatos nuevos son un poco tiesos al comienzo y se moldean a los pies con el uso. Pero esto es diferente a comprar la talla equivocada y tratar de que le queden bien. Asegúrese de tener espacio para mover los pies.

Póngase zapatos con taco bajo y suela gruesa. Las suelas gruesas amortiguan y le protegen los pies. Los tacos bajos distribuyen el peso de manera más uniforme.

Pruebe usar calcetines acolchonados. No solo amortiguan y protegen los pies sino que también reducen la presión. Asegúrese de que sus zapatos tengan espacio para los calcetines gruesos. Es posible que necesite zapatos más anchos.

Pruebe usar plantillas. Pregúntele al proveedor de servicios médicos para el control de la diabetes o médico de los pies sobre plantillas para distribuir mejor su peso en los pies.

Si le salen callos o clavos, un médico especializado en la diabetes o los pies puede rebajarlos o limarlos. Si usted mismo trata de cortarse los clavos o callos, puede causar infecciones. Si trata de eliminarlos con productos químicos de venta sin receta, puede quemarse la piel. Los callos que no se rebajan pueden ponerse muy gruesos, abrirse y convertirse en úlceras

Úlceras de los pies

Las úlceras de los pies son llagas abiertas en la piel. Las úlceras se forman con mayor frecuencia en la bola del pie o la base del dedo gordo. También se forman en la planta, el talón u otros dedos. La causa de las úlceras puede ser un corte, callo o ampolla que no se cuida. Las úlceras en los lados del pie por lo general las causan zapatos que no le quedan bien. Puede prevenir las úlceras si:

- se pone calzado que le quede bien
- se pone zapatos nuevos solo unas cuantas horas a la vez
- desecha zapatos y zapatillas (tenis) desgastados
- se pone calcetines que le queden bien
- se pone calcetines sin costuras, agujeros o bultos
- se pone calcetines limpios todos los días
- se pone o enrolla los calcetines delicadamente
- verifica que no haya piedritas u otros objetos en sus zapatos antes de ponérselos
- hace que su podólogo le examine los callos y clavos, y les dé tratamiento

Las úlceras pueden ser muy dolorosas. Pero si tiene daño en los nervios (ver arriba) es posible que no las sienta. Incluso si no siente ningún dolor debido a una úlcera, debe buscar atención médica de inmediato. Caminar con una úlcera puede hacer que se vuelva más grande y se infecte. La infección puede empeorar incluso si espera apenas unos días. Una úlcera infectada puede causar gangrena y amputación (ver abajo).

Mala circulación

El daño en los vasos sanguíneos en las piernas y los pies puede causar mala circulación. Si tiene mala circulación tal vez sienta los pies fríos o estos se pongan morados o hinchados.

Si tiene los pies fríos

- Póngase calcetines abrigadores.
- No use botellas de agua caliente, almohadillas térmicas ni mantas eléctricas. Es posible que le quemen los pies sin que usted se dé cuenta.
- No meta los pies en agua demasiado fría o caliente. Primero pruebe la temperatura con el codo.

Si tiene los pies hinchados

- Pruebe usar zapatos con pasadores o agujetas. Puede apretar o soltar los cordones para que los zapatos se amolden a la forma de los pies.

La mala circulación puede hacer que las heridas e infecciones sanen más lentamente. También puede causar gangrena seca (ver abajo). Esté atento a indicios de daño en los vasos sanguíneos de las piernas y los pies.

INDICIOS DE DAÑO EN LOS VASOS SANGUÍNEOS

- Calambres o tensión en una o ambas piernas al caminar pero no al descansar, lo que se conoce como claudicación intermitente
- Pies fríos
- Dolor de piernas o pies en reposo
- Pérdida de los vellos de los pies
- Piel brillante
- Engrosamiento de uñas de los pies

Gangrena y amputación

La gangrena es la muerte del tejido. Hay dos tipos de gangrena: seca y húmeda. La gangrena seca se puede tratar mejorando la circulación en los pies. Se puede recetar antibióticos para evitar que el área se infecte con bacterias. Si la infección no se llega a controlar, se produce la gangrena húmeda. El único tratamiento para la gangrena húmeda es la amputación. La amputación es cuando se saca el tejido muerto. Puede implicar la pérdida de un dedo, varios dedos, el pie o parte del pie.

Nota especial: Muchas personas con diabetes que requieren amputación son fumadores.

Cómo cuidarse los pies

Revise ambos pies todos los días. Examine bien todo el pie. Si no ve bien, pídale a un familiar a amigo con buena visión que lo haga. Compárese los pies. Use un espejo para poder ver la planta los pies. Busque cualquiera de estos problemas de los pies:

Ampollas	Dolor	Puntos calientes
Arañazos	Enrojecimiento	Puntos fríos
Callos	Hinchazón	Raspones
Cambios de color	Llagas	Resequedad
Cambios de forma	Pérdida de sensación	Úlceras
Clavos	Piel que se pela	Uñeros
Cortes	Piel resquebrajada	

Mantenga los pies limpios. Lave y seque bien los pies. No olvide secar entre los dedos.

Mantenga las uñas cortas. Recórtese las uñas siguiendo la curva del

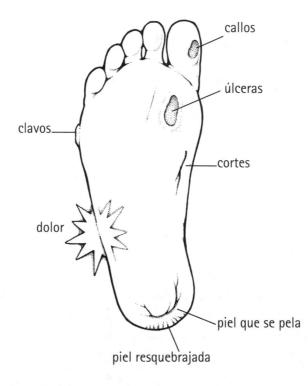

dedo. Si no puede recortárselas, pídale a un miembro de su equipo de atención médica que lo haga.

Haga que le examinen los pies con regularidad. Sáquese los zapatos y calcetines en cada cita médica regular para recordarle a su médico que le revise los pies. Haga que su proveedor de servicios médicos o podólogo le revise los pies por lo menos una vez al año en busca de daño en los vasos sanguíneos, músculos y nervios.

Mantenga su nivel de glucosa dentro de los límites recomendados. Si tiene alta la glucosa, es más probable que tenga problemas de los pies.

No fume.

Mantenga informado a su médico. Llame a su médico de diabetes o su podólogo si tiene un problema de los pies, por más mínimo que sea.

Daño en los vasos sanguíneos

Un alto nivel de glucosa en la sangre, la presión alta y un alto nivel de grasas o colesterol en la sangre (ver Lípidos, pág. 134) pueden dañar los vasos sanguíneos con el tiempo. Es posible que no note indicios hasta que ya haya daño, por eso es muy importante ver a su proveedor de servicios médicos con regularidad.

Cuando se dañan los vasos sanguíneos, pueden debilitarse, angostarse o bloquearse. Entonces, menos sangre circula por ellos para suministrar oxígeno a las partes del cuerpo. Cuando estas reciben menos oxígeno, no funcionan tan bien y se pueden dañar o morir. Si se ven afectados vasos sanguíneos mayores, puede haber daño en el corazón, cerebro, piernas y pies. Si los vasos capilares se ven afectados, puede haber daño en los ojos, riñones y nervios.

El daño en los vasos sanguíneos sucede lentamente. Puede comenzar en la infancia y durar toda la vida. Las personas con diabetes corren mayor riesgo de daño en los vasos sanguíneos y de que suceda a una edad menor en comparación con quienes no tienen la enfermedad.

Usted puede tomar varias medidas, que se enumeran abajo, para reducir su riesgo de daño en los vasos sanguíneos.

Reduzca el riesgo de daño en los vasos sanguíneos

Deje de fumar. Fumar hace que los vasos sanguíneos se angosten. Dejar de fumar puede ser difícil, pero tiene muchos beneficios. Puede recibir apoyo de un programa para dejar de fumar o su equipo de atención médica. A veces ayuda tomar ciertos medicamentos que le puede recetar un médico. Con frecuencia es necesario hacer varios intentos para dejar de fumar, ¡o sea que no se desanime!

Control de la presión alta. La presión puede debilitar los vasos sanguíneos. Si las personas comen sano y hacen ejercicio pueden perder peso y lograr que les baje la presión. Algunas personas pueden hacerlo reduciendo su consumo de sal. Con frecuencia, también es necesario tomar medicamentos para la presión. Si su médico le ha recetado medicamentos para la presión, asegúrese de tomarlos.

Baje su nivel de colesterol. El colesterol alto indica que hay más colesterol en la sangre que se puede pegar a las paredes de los vasos sanguíneos y causar aterosclerosis o endurecimiento de las arterias (ver la ilustración de abajo). Esto es particularmente cierto con las grasas satu-

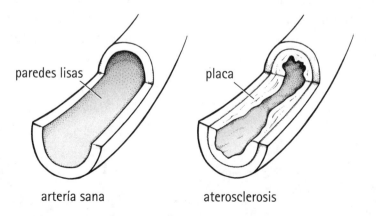

paredes lisas   placa

artería sana   aterosclerosis

radas, que son sólidas a temperatura ambiente. Estas grasas incluyen la mantequilla, margarina y manteca. Las grasas trans son otro tipo de grasa que se debe excluir de la alimentación. Pruebe usar grasas monoinsaturadas, que se encuentran en alimentos como las nueces, aceite de oliva y canola, ya que estas son mejores para los vasos sanguíneos. Otra opción es seleccionar versiones de sus alimentos favoritos con poca grasa.

Haga ejercicio con regularidad. Incluso una caminata diaria alrededor de la cuadra ayuda. Busque ejercicios y actividades que disfrute. Si lo tolera, su objetivo debe ser hacer ejercicio durante 30 minutos por lo menos cinco días por semana. El ejercicio tiene el potencial de bajarle la glucosa (aumenta el riesgo de glucosa baja durante 24 horas o más después de hacerlo, o sea que contrólese bien la glucosa y hable con su médico).

Procure alcanzar un peso saludable. Tener un peso saludable o esforzarse por adelgazar si tiene sobrepeso puede contribuir a que le baje el colesterol, la presión, como también la glucosa. Combine un régimen de ejercicio con un plan alimentario que se adapte a su horario y gustos.

Mantenga la glucosa dentro de los límites recomendados. Mídase la glucosa en la sangre. Use insulina o tome pastillas para la diabetes. Siga su plan alimentario. Cumpla con su programa de ejercicio. Tome notas y colabore con su equipo de control de la diabetes si no está alcanzando con sus objetivos.

Hágase chequeos médicos con regularidad. El equipo de control de la diabetes lo examinará en busca de daño en los vasos sanguíneos y lo ayudará a mantenerse al tanto de la presión, su nivel de colesterol y glucosa. Pídale a su proveedor de servicios médicos que le diga cuáles son los objetivos en su caso y esté al tanto de su progreso.

Daño en los nervios

El daño en los nervios se llama neuropatía. La neuropatía afecta los nervios fuera del cerebro y médula espinal. Estos se llaman nervios periféricos. Hay tres tipos de nervios periféricos: motores, sensoriales y autonómicos. La neuropatía puede afectar cualquiera de estos nervios.

Los nervios motores controlan los movimientos voluntarios. Los movimientos voluntarios son los que hace uno mismo, como sentarse, pararse y caminar. El daño en los nervios motores puede debilitar los músculos e impedir que se pueda hacer esas cosas.

Los nervios sensoriales le permiten sentir y tocar. Los nervios sensoriales le dicen si algo está caliente o frío. Con los nervios sensoriales es posible sentir si algo es liso o áspero, suave o duro. Los nervios sensoriales también le permiten sentir dolor. El daño en los nervios sensoriales puede hacer que se pierda la sensación. Este es el tipo de nervios que se daña más frecuentemente.

Los nervios autonómicos controlan las actividades involuntarias. Las actividades involuntarias son las que el cuerpo hace sin que usted tenga que indicarlo. No es necesario decirles a los pulmones que inhalen y exhalen, o al corazón que siga latiendo. No tiene que decirle al estómago que digiera los alimentos. El daño en los nervios autonómicos puede dificultar el funcionamiento de los órganos del cuerpo.

Hay muchos tipos de neuropatía. Dos de los más comunes son la polineuropatía distal simétrica y la neuropatía autonómica.

Polineuropatía distal simétrica

La polineuropatía distal simétrica es el daño en los nervios de los pies, las piernas y a veces las manos. Distal quiere decir que afecta partes del cuerpo que están lejos del tronco. Simétrica significa que ocurre en

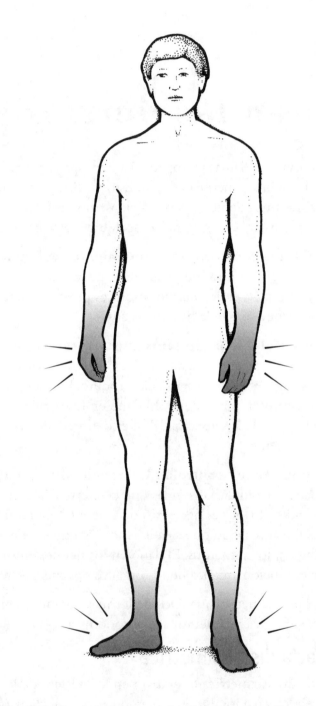

La polineuropatía distal simétrica puede afectar los pies, las piernas y las manos.

ambos lados del cuerpo. Polineuropatía significa que más de un nervio está dañado.

Síntomas de daño en los nervios de los pies, las piernas y las manos.

- Frío, entumecimiento
- Cosquilleo, ardor
- Picazón, hormigueo
- Sensación de que le caminan insectos por todo el cuerpo
- Sensación de que camina en una superficie extraña
- Debilidad de los músculos
- Dolor profundo
- Piel demasiado sensible
- Dolor por contacto con las sábanas o ropa
- Sensaciones como de shock eléctrico
- Punzadas de dolor tipo pinchazo

Si tiene alguno de estos síntomas, dígale a su médico. Los síntomas de daño en los nervios de los pies, piernas o manos tienden a empeorar de noche. Los síntomas a menudo se alivian si usted se levanta de la cama y comienza a caminar un poco.

Neuropatía autonómica

Los nervios autonómicos controlan el corazón, pulmones, vasos sanguíneos, estómago, intestinos, vejiga y órganos sexuales.

Corazón, pulmones y vasos sanguíneos

El daño en los nervios del corazón, pulmones y vasos sanguíneos puede afectar la frecuencia cardíaca y presión. Es posible que los latidos del corazón sean más fuertes y rápidos cuando está descansando. Quizá se sienta mareado o a punto de desmayarse si se para rápidamente. Le puede subir la presión mientras duerme y bajar la presión cuando está parado. Quizá tenga un ataque al corazón sin dolor alguno.

Estómago, intestinos y vejiga

El daño en los nervios del estómago puede afectar la digestión. Tal vez se sienta hinchado, incluso después de comer poco, y tenga náuseas. Quizá vomite alimentos que comió hace más de una comida.

El daño en los nervios en los intestinos puede causar diarrea o estreñimiento. Si los nervios de la vejiga se dañan, no podrá darse cuenta si está llena de orina. Es posible que gotee o que se le escape la orina. La orina que permanece en la vejiga puede causarle una infección de las vías urinarias.

Los síntomas de infección de las vías urinarias incluyen la necesidad de orinar con frecuencia, dolor o ardor al orinar, orina turbia o con sangre, dolor abdominal o de la parte baja de la espalda, fiebre y escalofríos.

Órganos sexuales

El daño en los nervios de los órganos sexuales puede causar disfunción eréctil en hombres y sequedad vaginal o pérdida de sensación en las mujeres (ver Relaciones sexuales y diabetes).

Cómo prevenir o disminuir el daño en los nervios

Mantenga su nivel de glucosa dentro de los límites deseados. Cuando tiene demasiada glucosa en la sangre, gran parte de ella ingresa a las células nerviosas. Una vez dentro de las células nerviosas, este exceso de glucosa forma alcoholes de azúcar. Los alcoholes de azúcar se acumulan, y las células nerviosas ya no funcionan tan bien. Después de años de exceso de glucosa, los nervios se dañan.

Deje de fumar. Pequeños vasos sanguíneos suministran sangre a los nervios. Fumar daña estos vasos capilares. Los vasos sanguíneos dañados no suministran oxígeno a los nervios. Los nervios sin oxígeno se dañan. Si usted ya tiene daño en los nervios, fumar lo empeorará.

Tome menos bebidas alcohólicas. Tomar bebidas alcohólicas en exceso puede causar daño en los nervios. Si ya tiene daño en los nervios, tomar bebidas alcohólicas lo empeorará.

Mantenga la presión por debajo de 130/80 mmHg (17.3/10.7 kPa). La presión alta afecta los vasos sanguíneos. Los vasos sanguíneos débiles no suministran sangre a los nervios eficazmente, y los nervios se dañan.

Mantenga su nivel de colesterol LDL por debajo de 100 mg/dL (2.6 mmol/L). El colesterol alto puede dañar los vasos sanguíneos. Los vasos sanguíneos dañados no suministran a los nervios el oxígeno que necesitan, y los nervios se dañan.

Hágase un chequeo anual del daño en los nervios. El médico le puede hacer varios exámenes físicos diferentes durante su consulta

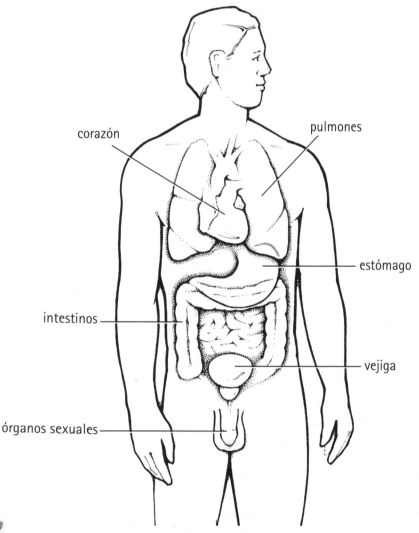

La neuropatía autonómica puede afectar el corazón, pulmones, vasos sanguíneos, estómago, intestinos, vejiga y órganos sexuales.

médica para determinar el estado de los nervios. Si detecta daño, usted puede recibir tratamiento. Cuanto antes se detecte el daño, mejor la respuesta al tratamiento.

Dejar de fumar

Dejar de fumar es bueno para la diabetes y su salud. Cuando deja de fumar, le baja la presión, le sube el colesterol HDL (el bueno) y aumenta su consumo de oxígeno. ¡Incluso aumenta su expectativa de vida!

Deje de fumar y reducirá el riesgo de tener enfermedades del corazón, daño en los vasos sanguíneos, enfermedad de los riñones, daño en los nervios, enfermedades dentales y cáncer (de la boca, garganta, pulmones y vejiga). Puede reducir el riesgo de tener un ataque al corazón y derrame, aborto espontáneo, parto de un bebé muerto, movilidad limitada de las articulaciones, bronquitis y enfisema.

Deje de fumar e incluso puede reducir el riesgo de resistencia a la insulina (cuando el cuerpo no responde a la insulina). ¡Con razón las personas tratan de dejar de fumar.! Estas sugerencias le pueden ser útiles.

Antes de dejar de fumar

Durante una semana apunte cada vez que fuma. Anote cualquier acontecimiento o actividad que estaba haciendo o a punto de hacer. Guarde la lista.

Haga una lista de todos los motivos por los que quiere dejar de fumar. Lea la lista todos los días de la semana antes de dejar de fumar.

Escoja un día para dejar de fumar y escríbalo. Escoja un día en que no vaya a tener mucho estrés. De esa manera, no tendrá la tentación de fumar. Quizá quiera hacerlo cuando tenga un día libre en el trabajo.

Dígales a los demás que planea dejar de fumar. Cuénteles a sus familiares, amigos y compañeros de trabajo. Pida su apoyo. Dígales cómo pueden ayudarlo. Por ejemplo, pídales que no le ofrezcan un cigarrillo. Dígales qué esperar cuando recién deje de fumar (ver abajo).

Seleccione un método para dejar de fumar. Hay muchas maneras de dejar de fumar. No todos los métodos son eficaces para todas las personas. Su equipo de control de la diabetes quizá pueda ayudarlo a encontrar un método que funcione para usted. Hay quienes escogen dejar de fumar de la noche a la mañana. Hay otros que usan parches o chicle de nicotina. Otros recurren a la hipnosis para que los ayude a dejar de fumar y otros a la acupuntura para controlar las ganas de fumar.

Considere inscribirse en una clase para dejar de fumar. Tal vez le resulte más fácil dejar de fumar con otras personas. Busque clases en hospitales locales o filiales locales de organizaciones, como la Asociación del Pulmón de Estados Unidos (American Lung Association), la Asociación del Corazón de Estados Unidos (American Heart Association) y la Sociedad del Cáncer de Estados Unidos (American Cancer Society).

Practique respiración profunda. Las grabaciones de relajamiento también pueden ayudar.

Tenga a la mano bocadillos con pocas calorías y grasa. Es posible que le aumente el apetito después de dejar de fumar. Quizá suba de peso (en promedio se aumenta 7 libras). Tal vez le provoque comer dulces.

Comience a hacer ejercicio unas cuantas semanas antes de dejar de fumar. Cuanta más actividad haga, mejor podrá combatir el aumento de peso y los síntomas de la abstinencia. En vez de fumar puede hacer ejercicio, que lo ayudará a controlar las ganas de fumar. Pruebe caminar rápidamente, montar bicicleta o nadar.

Planee recompensas por no fumar. Por ejemplo, quizá pueda jugar algo que le gusta una semana e ir al cine la siguiente semana.

Cuando usted deja de fumar

Es posible que tenga síntomas de abstinencia unos cuantos días o semanas. El recuadro en la página siguiente indica algunos de los síntomas que quizá sienta y cómo combatirlos.

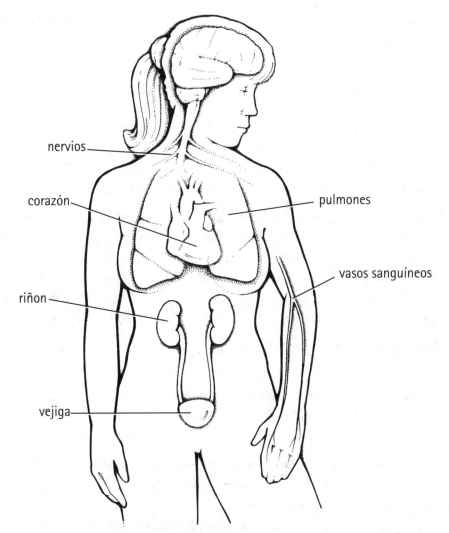

nervios

corazón

pulmones

vasos sanguíneos

riñon

vejiga

Fumar puede ser dañino para el corazón, los pulmones, los vasos sanguíneos, los nervios, los riñones y la vejiga. Además, aumenta el riesgo de un ataque al corazón, derrame, aborto espontáneo y parto de un bebé muerto.

Después de dejar de fumar

Los tres primeros meses tras dejar de fumar serán los más difíciles. La mayoría de las personas que vuelven a fumar lo hacen en este periodo. Pruebe estas tácticas para no volver a fumar.

- Lea la lista que hizo de acontecimientos o actividades relacionadas con fumar. La próxima vez que se produzcan algunos de estos acontecimientos o actividades, evítelos. Por ejemplo, si siempre fuma cuando va a un bar, no lo haga. Si no puede evitar el evento, sustituya el cigarrillo por otra cosa. Sostenga otra cosa en la mano. Pruebe con una piedra lisa, un bolígrafo o un brazalete de cuentas. Póngase algo en la boca, como un palillo de dientes. Masque chicle o hielo.
- Si fuma para relajarse, encuentre otra manera de hacerlo. Pruebe respirar hondo o hacer ejercicios de relajamiento. Si fuma para recuperar energías, pruebe salir a caminar o hacer ejercicios de estiramiento.
- Arroje sus cigarrillos, restos de cigarrillos, encendedores, fósforos y ceniceros a la basura.
- Cuelgue la lista de motivos para dejar de fumar en el lugar donde guardaba los cigarrillos.
- Lea su lista de motivos para dejar de fumar. Recuérdese constantemente que no quiere fumar.
- Recuerde que basta un cigarrillo para volver a ser fumador. Trate de no fumar ni uno.
- Haga una lista de lo que le gusta con respecto a no fumar.
- Si le preocupa subir de peso, hable con su nutricionista para cambiar su plan alimentario y régimen de ejercicio.

Derechos en caso de diabetes juvenil

Los niños con diabetes deben estar seguros en términos médicos mientras están en la escuela y la guardería, además de tener el mismo acceso a oportunidades educativas que los demás niños. La mejor manera de asegurar un buen cuidado de la diabetes para su hijo es comunicándose abiertamente con el personal de la escuela y asegurarse de que el personal comprenda su papel en atender las necesidades médicas del niño. También es importante que usted comprenda sus derechos y lo que puede hacer para asegurar que se trate a su hijo equitativamente y que reciba la debida atención.

Leyes

La Ley de Rehabilitación (Rehabilitation Act) de 1973 protege a las personas con discapacidades de la discriminación en cualquier programa o actividad que reciba fondos federales. Esto incluye todas las escuelas públicas y privadas, guarderías y centros que reciben asistencia federal. Las escuelas pueden perder fondos federales si no cumplen con esta ley.

La Ley de Estadounidenses con Discapacidades (Americans with Disabilities Act) prohíbe a todas las escuelas y guarderías, excepto las administradas por organizaciones religiosas, que discriminen contra niños con discapacidades. La Ley sobre la Educación de Personas con Discapacidades (Individuals with Disabilities Education Act o IDEA) protege a los niños con una discapacidad y que pueden probar que la discapacidad afecta su desempeño académico. Una vez que se prueba esto, los padres y funcionarios de la escuela preparan un programa de educación individualizada (Individualized Education Program o IEP). Además de estas leyes federales, las leyes de algunos estados ofrecen incluso más protección.

Sus derechos

Como padre o apoderado de un niño con diabetes, usted tiene el derecho a que se evalúe a su hijo, a tener una reunión con el personal escolar para preparar un plan educativo que indique específicamente qué servicios se le prestarán a su hijo para atender sus necesidades y a ser notificado de cualquier cambio propuesto al plan de su hijo para poder aprobarlos.

Plan de control médico de la diabetes

Es importante que usted, el equipo de atención médica de su hijo y el personal de la escuela colaboren para asegurar que su hijo esté en un entorno donde su salud no corra peligro y, a la vez, que pueda participar plenamente en todas las actividades auspiciadas por la escuela. El equipo de atención médica de su hijo debe colaborar con usted para preparar un plan de control médico de la diabetes que permita que el personal de la escuela cumpla con el régimen de cuidado de diabetes ordenado por el equipo de atención médica del niño.

Plan educativo para atender sus necesidades

Además del plan de control médico de la diabetes, se debe documentar en un plan educativo los servicios necesarios para atender las necesidades de su hijo, como un IEP. El plan debe describir las necesidades académicas y médicas de su hijo (conforme al plan de control médico de la diabetes) e indicar los servicios que se prestarán para atender estas necesidades. Su plan escrito puede incluir requisitos como:

- asegurar disponibilidad en la escuela de personal capacitado
- permitir que su hijo se administre insulina y se dé tratamiento
- asegurar su plena participación en todas las actividades escolares, entre ellas deportes, eventos extracurriculares y paseos
- permitir acceso inmediato a suministros para la diabetes y bocadillos
- dar permisos adicionales para ir al baño y tomar agua
- permitir ausencias adicionales para citas médicas y por enfermedad

Cómo enfrentar la discriminación

Si piensa que su hijo es víctima de discriminación y que no está recibiendo los debidos cuidados para la diabetes en la escuela, lo mejor es primero informar, luego negociar, litigar y, si es necesario, legislar.

Informar. La discriminación en base a la diabetes a menudo es producto de la ignorancia. Es importante informar al personal de la escuela sobre la diabetes y cómo afecta a su hijo.

Negociar. Cuando no basta con informar, trate de negociar una solución al problema.

Litigar. Si no se están atendiendo las necesidades de su hijo, usted tiene el derecho a presentar una queja administrativa o demanda en la corte.

Legislar. Si le parece que las actuales leyes y medidas de política no le otorgan la protección necesaria a su hijo, el próximo paso quizá sea dedicarse a que se cambien las normas a nivel local, estatal o nacional.

Si desea obtener más información sobre los derechos de su hijo en la escuela o guardería, llame al 1-800-DIABETES para recibir los documentos sobre discriminación en la escuela de la Asociación Americana de la Diabetes o para solicitar ayuda de un defensor legal.

Derechos laborales

Algunos empleadores son reacios a contratar personas que tienen diabetes. Les preocupa que la diabetes interfiera con el trabajo o que las primas de seguro médico de la empresa suban. Debido a esto, las personas que tienen diabetes pueden tener más dificultad para encontrar empleo que las personas que no tienen diabetes. Y es posible que pierdan el trabajo más fácilmente. Como trabajador con diabetes, debe conocer sus derechos legales y saber protegerlos.

Leyes contra la discriminación

Varias leyes federales prohíben la discriminación de los empleados en el trabajo por discapacidad. La Ley de Estadounidenses con Discapacidades (*Americans with Disabilities Act*) se aplica a empleadores privados, sindicatos laborales, agencias de empleo con 15 empleados o más y gobiernos estatales y locales. La Ley de Rehabilitación (*Rehabilitation Act*) de 1973 ampara en términos generales a empleados del poder ejecutivo del gobierno federal o de un empleador que recibe dinero del gobierno federal. La Ley de Responsabilidad del Congreso (*Congressional Accountability Act*) ampara a los empleados del Congreso y la mayoría de las agencias del poder legislativo.

Estas leyes prohíben que un empleador tome medidas laborales adversas debido a la discapacidad de una persona. Esto significa que el empleador no puede discriminar al contratar, despedir, disciplinar, pagar, ascender, capacitar, otorgar beneficios o cualquier otra condición del trabajo. También se prohíbe que los empleadores tomen represalias contra un empleado por hacer valer sus derechos. Por lo general no se requiere que le diga a un empleador que tiene diabetes, pero las leyes lo protegen de la discriminación solo si su empleador está enterado de su discapacidad.

Para que estas leyes lo protejan de la discriminación, usted debe probar que es una "persona calificada con una discapacidad". El primer paso es probar que tiene una discapacidad. Se define discapacidad en estas leyes como una limitación mental o física que restringe considerablemente una o más de las principales actividades de la vida. Las principales actividades de la vida en el caso de las personas con diabetes incluyen comer o la función del sistema endocrino. Debido a que la diabetes causa una limitación considerable en la función del sistema endocrino, se determina que prácticamente todas las personas con la enfermedad tienen una discapacidad. Si tiene una historia de discapacidad o puede probar que su empleador lo consideraba discapacitado, esto también se puede usar para probar su discapacidad.

Usted también debe probar que está calificado para el trabajo en cuestión. Se considera que usted es un trabajador calificado si satisface los requisitos del puesto ocupado o deseado, respecto a destrezas, experiencia, educación y otro tipo de requisitos relacionados con el trabajo, y puede realizar las funciones esenciales del cargo si hacen adaptaciones razonables a su favor. Una adaptación es cualquier cambio o modificación a un trabajo o entorno laboral que le permita realizar sus labores. Todos los estados tienen sus propias leyes contra la discriminación y agencias responsables de velar por el cumplimiento de estas leyes.

Además, la Ley de Licencia Familiar y Médica (*Family and Medical Leave Act*) requiere que la mayoría de los empleadores privados con más de 50 empleados y la mayoría de los empleadores del gobierno otorguen hasta 12 semanas de licencia no pagada al año debido a un asunto médico considerable que afecta al trabajador o familiar inmediato.

Adaptaciones

Como se indicó arriba, se requiere que los empleadores hagan una "adaptación razonable" si el empleado con discapacidad la solicita, a no ser que la adaptación cause "dificultades excesivas" para el empleador debido a su carácter o costo. Las adaptaciones que las personas con diabetes necesitan por lo general son fáciles y baratas. Por ejemplo quizá requieran adaptaciones como:

- Periodos de descanso para medirse la glucosa, comer un bocadillo o ir al baño
- La posibilidad de guardar cerca suministros para la diabetes y alimentos
- La oportunidad de trabajar con un horario modificado o trabajar un turno estándar, en vez de un turno de noche.

Qué hacer en caso de discriminación

Informe y negocie. Con frecuencia, la discriminación por tener diabetes es por desconocimiento. A veces es posible resolver los problemas informando a los demás sobre su enfermedad, necesidades médicas y aptitudes. Cuando no basta con informar a la gente, trate de encontrar un arreglo que beneficie a todos.

Litigar. A veces es necesario entablar una acción legal para poner fin a la discriminación. Por lo general se requiere que comience con una acusación de discriminación ante la agencia correspondiente del gobierno. Si el empleador es una agencia privada o gobierno estatal o local, presente la acusación ante la Comisión de Equidad en las Oportunidades Laborales (*Equal Employment Opportunity Commission*) o su agencia estatal contra la discriminación. Si el empleador es el gobierno federal, comuníquese con la oficina interna de Equidad en las Oportunidades Laborales de la agencia donde sucedió la discriminación. Debe actuar pronto porque los plazos para tomar acción a menudo son muy breves. Si la agencia no resuelve el problema a su entera satisfacción, puede presentar una demanda ante un tribunal federal o estatal afirmando que la discriminación se debe a su discapacidad.

Legislar. A veces es necesario dedicarse a cambiar las leyes y medidas de política que son injustas para las personas con diabetes.

Si desea obtener más información sobre derechos laborales, visite www.diabetes.org/discrimination o llame al 1-800-DIABETES para recibir los materiales de la Asociación Americana de la Diabetes sobre la discriminación laboral o para solicitar la ayuda de un defensor legal.

Derrame

Un derrame o apoplejía ocurre cuando se obstruye la circulación de la sangre al cerebro. Sin sangre, el cerebro no puede recibir el oxígeno que necesita. Parte del cerebro se daña o muere.

Se puede interrumpir la circulación por la acumulación de grasa y colesterol en los vasos sanguíneos que van al cerebro (aterosclerosis). Este tipo de derrame se llama apoplejía isquémica. Es el más común.

Si solo se obstruye la circulación al cerebro brevemente, eso se llama accidente isquémico transitorio. Es posible que el cuerpo secrete enzimas que disuelven los coágulos rápidamente y restauren la circulación. Si tiene accidentes isquémicos transitorios con frecuencia, es más probable que tenga una apoplejía isquémica.

FACTORES DE RIESGO DE DERRAMES
- Tiene accidentes isquémicos transitorios.
- Tiene presión alta.
- Fuma.
- Tiene colesterol alto.
- Tiene sobrepeso.
- No hace ejercicio.
- Toma bebidas alcohólicas en exceso.

No puede cambiar el hecho que tiene diabetes. Pero puede cambiar los demás factores de riesgo.

Otro tipo de derrame se llama derrame hemorrágico. Ocurre cuando un vaso sanguíneo en el cerebro tiene una fuga o se rompe. La causa más común de los derrames hemorrágicos es presión alta. La presión alta puede debilitar los vasos sanguíneos. Los vasos sanguíneos débiles son más propensos a tener fugas o romperse.

Tener diabetes aumenta al doble la probabilidad de tener un derrame. Si usted tiene otros factores de riesgo de derrame, sus probabilidades de tener un derrame son incluso más altas.

Síntomas de un derrame

Los síntomas de un derrame son:
- Se pone muy débil repentinamente o se le entumece la cara, el brazo o una pierna.
- La visión se le pone tenue o borrosa repentinamente, o pierde la visión.
- No puede hablar o comprender lo que otros dicen.
- Tiene dolor de cabeza repentinamente.
- Se marea o pierde el equilibrio, o se cae repentinamente.

Cómo reducir el riesgo de un derrame

Contrólese la diabetes. Trate de mantener su nivel de glucosa dentro de los límites recomendados (ver Glucosa en la sangre). Esto puede prevenir o retrasar el daño en los vasos sanguíneos que causa la glucosa alta.

Contrólese la presión alta. Coma sano, haga ejercicio, pierda peso, tome medicamentos para la presión y colabore con su equipo de atención médica para hacer que le baje la presión. Reducir el consumo de sodio (sal) baja la presión en algunas personas.

Deje de fumar. Fumar angosta los vasos sanguíneos y promueve la acumulación de grasa y colesterol en las paredes de estos. Fumar hace que la sangre se coagule más rápido.

Contrólese el colesterol, los lípidos o el nivel de grasa. Comer menos grasas animales saturadas y colesterol puede bajar el nivel de grasas. El colesterol alto puede dañar los vasos sanguíneos.

¡Pierda unas cuantas libras! Perder incluso un poco de peso al comer

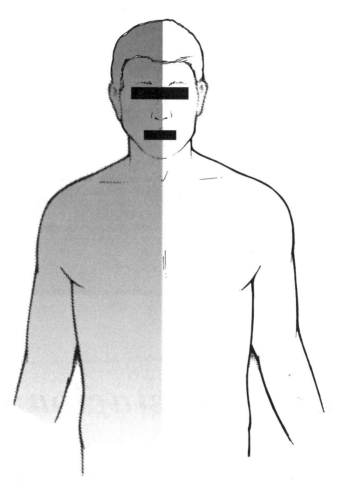

Un derrame puede hacer que le cueste ver o hablar, o producir debilidad en un lado del cuerpo.

sano y hacer más actividad física le baja la presión y mejora su nivel de colesterol.

Haga actividad física. Trate de caminar o montar bicicleta por lo menos 15 minutos al día, tres veces por semana. Estos tipos de ejercicio aeróbico pueden bajar la presión, el colesterol LDL y los triglicéridos, y aumentar el colesterol HDL o bueno.

Reduzca su consumo de alcohol. Tomar bebidas alcohólicas en exceso puede subir la presión. Los hombres no deben beber más de dos tragos al día. Las mujeres no deben beber más de un trago al día. Un trago equivale a 12 onzas líquidas (355 mL) de cerveza, 5 onzas líquidas (148 mL) de vino o 1.5 onzas líquidas (44 mL) de licor destilado. No beba en absoluto si tiene un problema de alcoholismo o una razón médica para no hacerlo.

Esté atento a los síntomas de derrames. Sepa qué hacer si se presentan esas señales de advertencia.

SI PIENSA QUE ESTÁ TENIENDO UN DERRAME
1. Llame al 911 y pida una ambulancia.
2. Permanezca calmado.
3. No coma ni beba nada.

Diabetes gestacional

La diabetes gestacional es un nivel alto de glucosa que se presenta solo en mujeres que no tenían diabetes antes del embarazo. Surge aproximadamente entre la semana 24 a 28 del embarazo. En ese momento, la placenta, que alimenta al bebé, está produciendo una gran cantidad de hormonas para ayudar a que el bebé crezca. Se cree que estas hormonas bloquean la insulina. Cuando algo en el organismo no permite que la insulina cumpla con su función, esto se llama resistencia a la insulina.

En la mayoría de las embarazadas, el cuerpo produce suficiente insulina como para superar la resistencia a la insulina. En otras embarazadas, la insulina que se produce no puede superar la resistencia a la insulina y tienen diabetes gestacional. La mayoría de las mujeres con diabetes gestacional tienen bebés saludables. Pero de todos modos es importante llevar un buen control médico. Corre mayor peligro de tener diabetes gestacional si tiene alguno de los siguientes factores de riesgo:

- Tiene por lo menos 25 años de edad.
- Tiene sobrepeso.
- Tiene una historia familiar de diabetes.
- Es hispano, indígena americano, afroamericano, asiático o isleño del Pacífico.
- Dio a luz un bebé de por lo menos 9 libras.

La diabetes gestacional puede ser difícil para usted y su bebé. Sin tratamiento para la diabetes gestacional, usted y su bebé tienen mayor probabilidad de tener los siguientes problemas.

Macrosomia

Macrosomia significa grande de cuerpo. Si tiene la glucosa demasiado alta durante el embarazo, la glucosa adicional pasa a su bebé. Esto hace que el bebé tenga más insulina. La glucosa e insulina adicional hacen que su bebé crezca y engorde más de lo normal, lo que dificulta el parto. Los bebés más grandes de lo normal tienden a tener más problemas de salud y a tener diabetes más adelante.

Hipoglucemia

La hipoglucemia es un bajo nivel de glucosa en la sangre. Si tiene la glucosa demasiado alta inmediatamente antes o durante el parto, es posible que su bebé tenga la glucosa baja al nacer. La glucosa adicional que usted tenga pasa al bebé. Esto hace que el bebé produzca más insulina.

Después del parto, el bebé ya no recibe glucosa adicional de usted. La insulina adicional que produce su bebé hace que le baje la glucosa. Su bebé puede recibir tratamiento para la hipoglucemia en el hospital inmediatamente después del parto.

Ictericia

Antes de nacer, su bebé produce muchos glóbulos rojos. Después del parto, su bebé ya no necesita tantos glóbulos rojos, y estos se desechan. Un producto del desecho de los glóbulos rojos es la bilirrubina. El hígado de su bebé metaboliza la bilirrubina. Si el hígado de su bebé no ha madurado lo suficiente, es posible que tenga dificultad para metabolizarla. Entonces, los glóbulos rojos y la bilirrubina adicionales permanecen en el organismo del bebé.

La bilirrubina hace que la piel de su bebé adquiera un tono amarillento. Esto se llama ictericia. Se puede brindar tratamiento para la ictericia en el hospital usando luces especiales. Sin tratamiento, puede ser peligrosa. Pregúntele a su médico al respecto antes de sacar a su bebé del hospital.

Cetonas altas

El organismo produce cetonas cuando quema grasa almacenada para usarla como fuente de energía. Una gran cantidad de cetonas puede causarle daño a usted o su bebé. Las pruebas de orina a primera hora les permiten saber a usted y su médico si usted está produciendo demasiadas cetonas. Las cetonas tienden a aumentar si no come y bebe suficiente para usted y su bebé. Asegúrese de comer todas las comidas y bocadillos a su hora programada.

Preeclampsia

La preeclampsia (que también se llama toxemia) es cuando tiene la presión alta y la proteína se fuga a la orina durante el embarazo. Otros indicios son dolor de cabeza, náuseas, vómitos, dolor abdominal y visión borrosa. Sin tratamiento, la preeclampsia puede causar convulsiones, coma y muerte en la madre o su bebé. Su médico estará atento a indicios de preeclampsia.

Infección de las vías urinarias

Cuando tiene la glucosa alta, es más probable que le dé una infección de las vías urinarias, generalmente causada por bacterias. La glucosa alta facilita la rápida multiplicación de bacterias.

Los síntomas de una infección de las vías urinarias incluyen la necesidad de orinar con frecuencia o ardor al orinar, orina turbia o con sangre, dolor lumbar o abdominal, fiebre y escalofríos.

Cómo cuidarse la diabetes gestacional

Si está embarazada, hágase la prueba de diabetes gestacional entre la semana 24 y 28 del embarazo. Si tiene obesidad o una historia de alteración de la glucosa en ayunas (también conocida como "prediabetes"), si uno de los padres o hermanos tiene diabetes, o si usted ha dado a luz a un bebé de más de 9 libras, debe hacerse la prueba de la diabetes lo antes posible (primer trimestre). Si tiene diabetes gestacional, es posible que su médico le pida que se reúna con un instructor de diabetes para que le enseñe a:

Seguir un plan alimentario. Un plan alimentario la ayudará a evitar que le suba o baje demasiado la glucosa.

Seguir un programa de ejercicio. El ejercicio puede ayudar a que le baje el nivel de glucosa.

Controlarse usted misma la glucosa. Esto le deja saber si su plan de cuidado de la diabetes gestacional está surtiendo efecto.

Hacerse pruebas de cetonas en la orina. Cuanto antes detecte cetonas, más rápido puede iniciar el tratamiento. Pregúntele a su médico cuándo y con qué frecuencia debe hacerlo.

Usar insulina. Con la diabetes gestacional, el cuerpo puede tener dificultad para producir y usar la insulina que necesita para el embarazo. Es posible que deba inyectarse insulina. Hay discrepancias sobre el uso de pastillas de gliburida y metformina para la diabetes. La gliburida puede ayudar a controlar el nivel de glucosa de la madre y no parece traspasar la placenta, pero no se han estudiado bien los resultados en el feto. La metformina atraviesa la placenta, y no hay datos a largo plazo sobre si es segura para bebés.

La diabetes gestacional por lo general desaparece después del parto. Pero una vez que ha tenido diabetes gestacional, tiene una probabilidad más alta de tener diabetes tipo 2 en el futuro. Según su origen étnico, su riesgo de diabetes tipo 2 es de aproximadamente 50% en los próximos 7-10 años y va en aumento con el paso del tiempo. Después del embarazo, muchas mujeres retienen un poco del peso que subieron mientras estaban encinta. Es importante que usted pierda todo el peso que aumentó durante el embarazo. Si tiene sobrepeso u obesidad, debe perder 7% del peso previo a la concepción, ya que esto reducirá 50% a 60% la probabilidad de que tenga diabetes. Puede perder peso comiendo alimentos saludables y nutritivos, y haciendo ejercicio a diario. Ver

www.diabetes.org/food-and-fitness/food/my-food-advisor/ o
www.choosemyplate.gov si desea recomendaciones sobre nutrición.
Hágase análisis de glucosa (en un laboratorio) en su cita de seguimiento
a las seis semanas del nacimiento del bebé. Consulte sus metas de peso a
largo plazo con su médico de cabecera.

Diabetes tipo 1

Con la diabetes tipo 1, el cuerpo deja de producir insulina o solo produce una cantidad mínima. Cuando esto sucede, necesita usar insulina
para vivir y preservar su salud.

Sin insulina, la glucosa no puede ingresar a las células. (Las células
necesitan quemar glucosa para tener energía.) La glucosa se acumula en
la sangre. Con el tiempo, un alto nivel de glucosa puede causar daño en
los ojos, los riñones, los nervios, el corazón y los vasos sanguíneos.

La diabetes tipo 1 se inicia, en la mayoría de las personas, cuando tienen menos de 30 años. Pero puede surgir a cualquier edad. Los síntomas
de la diabetes tipo 1 pueden presentarse repentinamente y ser serios.

SÍNTOMAS DE LA DIABETES TIPO 1

Deseos frecuentes de orinar	Fatiga
Hambre constante	Nerviosismo
Sed constante	Cambios de estado anímico
Pérdida de peso	Náuseas
Debilidad	Vómitos

Causas de la diabetes tipo 1

Nadie sabe con certeza por qué ciertas personas tienen diabetes tipo 1.
Algunas personas nacen con genes que las hacen más propensas a tenerla.

Pero muchas otras personas con los mismos genes no tienen diabetes. Algo dentro o fuera del cuerpo desencadena la enfermedad. Los expertos todavía no saben qué es ese "algo", pero están tratando de averiguarlo.

La mayoría de personas con diabetes tipo 1 tienen un alto nivel de autoanticuerpos en la sangre en algún momento antes de que se les diagnostique la enfermedad. Los autoanticuerpos son proteínas que el cuerpo produce para destruir bacterias o virus. Los autoanticuerpos son anticuerpos que "se portan mal". Atacan los tejidos de su propio organismo. En las personas con diabetes tipo 1, los autoanticuerpos pueden atacar las células del páncreas que producen insulina.

Tratamiento de la diabetes tipo 1

No hay cura para la diabetes. Pero puede hacer ciertas cosas para vivir bien y controlar la diabetes tipo 1. El cuidado de la diabetes lo ayuda a mantener su nivel de glucosa dentro de los límites deseados.

1. Use insulina. Las inyecciones de insulina o la bomba de insulina sustituyen la insulina que su cuerpo ya no produce. La insulina deja que las células reciban y usen glucosa como fuente de energía.
2. Siga un plan alimentario saludable (ver Alimentación saludable y Planificación de comidas).
3. Haga actividad física. El ejercicio ayuda a activar la insulina de manera que las células reciban y usen glucosa como fuente de energía.
4. Mídase la glucosa y cetonas en la orina según lo recomiende su médico o proveedor de servicios médicos. El control propio lo ayuda a darse cuenta si su plan de cuidado de la diabetes está surtiendo efecto.
5. Hágase chequeos con regularidad. Su equipo de atención médica puede ayudarlo a hacer cualquier cambio necesario en su plan de cuidado de la diabetes.

¿Qué pasa si tiene serios altibajos de glucosa?

Algunas personas con diabetes tipo 1 tienen serios altibajos de glucosa de manera imprevisible. Esto ocurre porque su organismo tiene una respuesta exagerada a los alimentos, medicamentos y estrés.

Los alimentos no se absorben con la misma velocidad cada vez que come. La insulina también se absorbe a diferente velocidad, según el punto de la inyección. El estrés hace que usted secrete más hormonas de estrés, que pueden interferir con la rapidez o eficacia en que la insulina surte efecto. Todo esto puede actuar independiente o conjuntamente para causar serios altibajos en el nivel de glucosa en la sangre.

Si usted tiene altibajos en su nivel de glucosa, hable con su equipo de atención médica sobre su dosis de insulina y técnica para inyectarse. El punto, la profundidad y el momento de las inyecciones de insulina pueden afectar sus lecturas de glucosa. Tal vez le pidan que lleve notas minuciosas por varios días o incluso semanas, hasta que usted y su equipo averigüen qué está causando esos altibajos extremos.

Diabetes tipo 2

Con la diabetes tipo 2, el cuerpo no produce suficiente insulina, tiene dificultad para usar insulina o ambos. Las personas con diabetes tipo 2 a veces necesitan insulina para controlar el nivel de glucosa.

Si no hay suficiente insulina o no está surtiendo efecto, las células no pueden usar la glucosa para producir energía. En vez, la glucosa se acumula en la sangre y puede causar glucosa alta. Con el tiempo, la glucosa alta puede dañar los ojos, los riñones, los nervios, el corazón y los vasos sanguíneos.

Muchas personas reciben el diagnóstico de diabetes tipo 2 cuando son mayores de 40. Sin embargo, la diabetes tipo 2 también ocurre en personas menores, incluso niños.

Con frecuencia, los síntomas de la enfermedad son tan leves o se presentan tan gradualmente que no se notan. Por eso es importante que las personas con alto riesgo de diabetes tipo 2 se hagan la prueba de glucosa cada tres años para averiguar si tienen diabetes y en cualquier momento si tienen síntomas.

Los factores de riesgo de diabetes tipo 2 son: tener un padre, hermano o hijo con diabetes tipo 2, tener sobrepeso o ambos.

SÍNTOMAS DE LA DIABETES TIPO 2

Deseos frecuentes de orinar

Cosquilleo o entumecimiento de las manos o los pies

Hambre frecuente

Fatiga

Sed frecuente

Piel seca y picazón

Debilidad

Visión borrosa o cambios en la visión

Oscurecimiento de la piel especialmente alrededor del cuello
y las axilas (acantosis)

Heridas o infecciones que sanan lentamente

Causas de la diabetes tipo 2

Los expertos no están seguros de qué causa la diabetes tipo 2. Lo que sí saben es que no es posible contagiarse de otros, como en el caso de la gripe. También saben que no la causa el consumo excesivo de azúcar. Sí hay un aspecto genético. Si tiene familiares con diabetes tipo 2, es más probable que la tenga. Pero por lo general es necesario un factor adicional para que se produzca la enfermedad.

Con sobrepeso, tiene un riesgo más alto de diabetes porque el cuerpo tiene mayor dificultad para usar la insulina que produce. Esto se llama *resistencia a la insulina*. Con la resistencia a la insulina, el páncreas sigue produciendo insulina para bajar el nivel de glucosa en la sangre, pero el cuerpo no responde a la insulina como debería. Con el tiempo, es posible que las células que producen insulina en el páncreas dejen de hacer tanto esfuerzo para producirla. Si esto ocurre, se denomina "fatiga" de las células productoras de insulina.

Tratamiento para la diabetes tipo 2

No hay cura para la diabetes; sin embargo, usted puede hacer ciertas cosas para vivir bien y seguir un tratamiento. Primero, coma alimentos más saludables y haga más ejercicio o actividad física, que puede ayudarlo a alcanzar un peso saludable y mantener su nivel de glucosa dentro de los límites deseados.

Perder peso puede ayudar a que su nivel de glucosa llegue a un límite más normal y ayuda a que el cuerpo use la insulina que tiene. Si esto no le baja la glucosa al nivel deseado, quizá necesite medicamentos para la diabetes.

Los medicamentos para la diabetes bajan el nivel de glucosa. No son insulina, pero algunos pueden reducir la glucosa en la sangre como la insulina, por lo que es importante que comprenda cómo funciona su medicamento. Si come alimentos más saludables, aumenta su actividad física y toma medicamentos para la diabetes, y aun así no le baja la glucosa lo suficiente, quizá deba comenzar a usar insulina también. Tal vez tenga que usar insulina en vez de medicamentos para la diabetes.

Para averiguar en qué medida su tratamiento está surtiendo efecto, puede hacer dos cosas: 1) medirse el nivel de glucosa y 2) hacerse exámenes médicos con regularidad.

Ejercicios aeróbicos

Los ejercicios aeróbicos usan el corazón, los pulmones, los brazos y las piernas. Ejercitar estas partes del cuerpo puede mejorar la circulación, bajar la presión y reducir el riesgo de enfermedades del corazón. También puede hacer que baje el colesterol malo (LBD o LDL por su sigla en inglés) y los triglicéridos (otro tipo de colesterol).

Cuando hace ejercicio aeróbico respira con más esfuerzo y el corazón le late más rápido. Esto aumenta su resistencia y energía. Quizá note que el ejercicio aeróbico lo ayuda a dormir mejor, sentirse menos estresado, controlar sus emociones y mejorar su bienestar.

El ejercicio aeróbico es bueno para la diabetes y su salud en general. Ayuda a que la insulina surta más efecto, reduce la grasa corporal y lo ayuda a perder peso. Si no hace ejercicio, su médico posiblemente le aconseje que comience a hacerlo. También puede hacer que le baje la glucosa y, cuando usa medicamentos que pueden bajarla (pastillas o insulina), es importante hablar con su proveedor sobre cómo prevenir que la glucosa le baje demasiado y cómo estar alerta a esto.

Qué hacer antes de comenzar

La mayoría de las personas pueden caminar a paso ligero sin riesgo alguno. Sin embargo, si planea hacer actividad física más intensa, es importante que primero consulte con su médico. Quizá quiera hacerle pruebas para ver el estado de su corazón, vasos sanguíneos, ojos, pies y nervios. Es posible que también le examine la presión, el colesterol en la sangre, el nivel de A1C y la grasa corporal. Su equipo de atención médica puede ayudarlo a modificar el plan de diabetes para que haga ejercicio, ya que aumentará el riesgo de que le baje demasiado la glucosa si está tomando medicamentos.

Qué ejercicios aeróbicos debe hacer

Pregúntele a su médico o un profesional calificado de aptitud física qué tipos de ejercicios puede hacer sin peligro. Esto es especialmente importante si tiene ciertas afecciones como enfermedades del corazón o problemas de los ojos, pies o nervios. Su médico o profesional de aptitud física puede ayudarlo a identificar los ejercicios que puede hacer sin peligro y que disfrutará.

Cuánto tiempo y con qué frecuencia hacer ejercicio

Si recién comienza a hacer ejercicio después de mucho tiempo o no ha estado haciendo ninguna actividad, comience por incorporar actividad a su rutina cotidiana poco a poco y de manera que se sienta cómodo. Por ejemplo, camine 5 minutos dos o tres veces al día. Luego, vaya aumentando gradualmente hasta que sus sesiones duren por lo menos 10 minutos de ejercicios aeróbicos sin parar. Su objetivo es hacer por lo menos media hora de actividad física, cinco días por semana. Para llegar a ello, puede probar caminar a paso ligero o subir escaleras durante 10 minutos tres veces al día o durante 15 minutos dos veces al día.

Para lograr importantes beneficios en la salud, todos los adultos deben hacer por lo menos 2 1/2 horas (150 minutos) de ejercicio moderado semanalmente. Puede lograr incluso más beneficios de salud aumentando la cantidad de ejercicios aeróbicos a 5 horas por semana.

El calentamiento le aumentará la frecuencia cardíaca lentamente, además de calentar músculos para ayudarlo a evitar lesiones. El enfriamiento le bajará la frecuencia cardíaca y hará que respire más lentamente. Caliente de 5 a 10 minutos antes de hacer ejercicio aeróbico y enfríe de 5 a 10 minutos después de ejercicios aeróbicos. A manera de calentamiento o enfriamiento, camine o monte bicicleta lentamente, o estírese con cuidado para aumentar su flexibilidad.

EJEMPLOS DE EJERCICIOS AERÓBICOS

- Bailar
- Caminar
- Tomar clases de ejercicio aeróbico o hacerlo con videos
- Correr
- Ejercicios en agua
- Esquiar
- Montar bicicleta
- Nadar
- Patinar (con cuatro ruedas, ruedas en línea o en hielo)
- Remar
- Subir escaleras
- Saltar soga
- Trotar

Con qué intensidad hacer ejercicio

Su médico o un profesional de aptitud física le puede decir con qué intensidad hacer ejercicio dándole un objetivo de frecuencia cardíaca. El número es un porcentaje de su frecuencia cardíaca máxima, que indica su capacidad para hacer ejercicio. Puede ser de apenas 55% o de hasta 79%. Puede averiguar su frecuencia cardíaca de la siguiente manera.

Si tiene daño en los nervios o toma ciertos medicamentos para la presión, es posible que el corazón le lata más lentamente. Consulte con su médico. Si el corazón le late más lentamente, su frecuencia cardíaca no es buen indicador de la intensidad con la que debe hacer ejercicio. En vez, haga ejercicio con una intensidad que considera moderada, esto es, ni demasiado intensa ni demasiado fácil. Mientras hace ejercicio, debe poder hablar pero no cantar.

Cómo calcular su nivel objetivo

1. Reste su edad de 220 para determinar su frecuencia cardíaca máxima (Fcmax).
   220 − su edad = Fcmax 220 − 50 años = 170
   [ejemplo para una persona de 50 años]

2. Multiplique su Fcmax por 50% y 70% para determinar su nivel objetivo de latidos por minuto (o 55% y 65% si recién comienza).
   Fcmax x 0.50 = límite inferior de su nivel objetivo (170 x 0.50 = 85)
   Fcmax x 0.70 = límite superior de su nivel objetivo (220 x 0.50 = 119)

3. Divida su nivel objetivo (latidos por minuto) por 6 para determinar su pulso en 10 segundos.
   Límite inferior de su nivel objetivo ÷ 6 = límite inferior en 10 segundos (85 ÷ 6 = 14)
   Límite superior de su nivel objetivo ÷ 6 = límite superior en 10 segundos (119 ÷ 6 = 20)

O sea que usando esta fórmula, podemos ver que una persona de 50 años tendría un nivel objetivo de 14 a 20 latidos cada 10 segundos.

Cuándo medirse la glucosa

El ejercicio usualmente disminuye el nivel de glucosa. Pero si su nivel de glucosa está alto antes de comenzar a hacer ejercicio, puede subirle incluso más. Si tiene diabetes tipo 1—o le han dicho que corre peligro de producir cetonas, independientemente de su tipo de diabetes— y tiene cetonas, no debe hacer ejercicio, porque este puede hacer que le aumente el nivel de cetonas.

Si usa insulina o ciertos medicamentos para la diabetes (sulfonilureas o meglitinidas), es posible que le baje demasiado la glucosa cuando haga ejercicio. La mejor manera de averiguar de qué manera el ejercicio afecta la glucosa es medírsela antes y después de hacer ejercicio.

Mídase la glucosa dos veces antes de hacer ejercicio. Mídasela 30 minutos antes de comenzar a hacer ejercicio y vuelva a hacerlo justo antes de comenzar. Esto le dice si su nivel de glucosa está aumentando, es estable o está bajando (si usa un monitor continuo de glucosa, CGM por su sigla en inglés, esto también puede ayudarlo a notar patrones en su nivel de glucosa cuando usa las flechas). Si es más alto de 250-300 mg/ dL (13.9-16.7 mmol/L), piense en los posibles motivos de que su nivel de glucosa esté alto (como comer alimentos con muchos carbohidratos o estar estresado) y tome en cuenta cómo se siente. Si usa insulina, también es buena idea medir el nivel de cetonas en la sangre u orina. Si la prueba de cetonas es negativa y se siente bien, no es necesario retrasar el ejercicio moderado. Sin embargo, si tiene cetonas o no se siente bien, lo más seguro es posponer el ejercicio.

Si le está bajando la glucosa rápidamente o es inferior a 100 mg/dL (5.6 mmol/L) debe consumir un bocadillo con carbohidratos antes de comenzar a hacer ejercicio. Cuando su nivel de glucosa es superior a 100 mg/dL (5.6 mmol/L) y está estable, puede hacer ejercicio con seguridad.

INDICIOS DE QUE ESTÁ HACIENDO EJERCICIO CON DEMASIADA INTENSIDAD

- No puede hablar mientras hace ejercicio.
- Su pulso en 10 segundos es más alto que el número que está tratando de mantener.
- El ejercicio que está haciendo le parece demasiado difícil o como que no puede mantener el ritmo durante el tiempo que planea hacer ejercicio.

Esté preparado a medirse la glucosa durante el ejercicio. A veces es buena idea detenerse durante el ejercicio y medirse la glucosa:

- cuando está probando una actividad física por primera vez y quiere ver cómo le cambia el nivel de glucosa
- cuando siente que le está bajando demasiado la glucosa
- cuando va a hacer ejercicio durante más de 30 minutos (mídasela cada 30 minutos).

Mídase la glucosa en la sangre después de hacer ejercicio.
Cuando hace ejercicio, el cuerpo usa la glucosa que está almacenada en los músculos y el hígado. Después del ejercicio, el cuerpo repone la glucosa en los músculos e hígado extrayéndola de la sangre. Esto puede tomar hasta 24 horas. Durante este tiempo, le puede bajar demasiado la glucosa. Tal vez corra un riesgo mayor de que le baje la glucosa durante la noche, o sea que hable con su proveedor sobre cuándo medirse la glucosa y si debe modificar o no su consumo de alimentos o medicamentos.

Cuándo comer un bocadillo

Según la intensidad y duración del ejercicio, puede ser necesario comer bocadillos adicionales. Puede comer una porción de carbohidratos que tiene 15 gramos de carbohidratos, como una fruta, media taza de jugo (118 mL), 4-6 galletas de soda o un panecillo. Hable con su nutricionista o proveedor de servicios médicos para control de la diabetes sobre las mejores opciones de bocadillos en su caso y el mejor momento para consumirlos. Si hace actividad física durante mucho tiempo, tal vez sea necesario que coma un pequeño bocadillo con carbohidratos antes, durante o después del ejercicio.

Si su nivel de glucosa es de menos de 100 mg/dL (5.6 mmol/L) antes del ejercicio
tal vez deba comer un bocadillo antes de comenzar.

Si su nivel de glucosa es de 100 a 150 mg/dL (5.6 y 8.3 mmol/L) antes del ejercicio y va a hacer ejercicio durante más de 1 hora
tal vez deba comer 15 gramos de carbohidratos por cada 30 a 60 minutos de actividad.

Si su nivel de glucosa es de 100 a 250 mg/dL (5.6 y 13.9 mmol/L) antes del ejercicio y va a hacer ejercicio menos de 1 hora
probablemente no necesite comer un bocadillo antes de comenzar.

Si su nivel de glucosa baja a menos de 100 mg/dL (5.6 mmol/L) durante el ejercicio
tal vez deba comer un bocadillo con 15 a 30 gramos de carbohidratos. Luego siga consumiendo 15 gramos de carbohidratos cada 30 a 60 minutos durante el ejercicio.

Si su nivel de glucosa baja a menos de 100 mg/dL (5.6 mmol/L) después del ejercicio
tal vez deba comer un bocadillo con carbohidratos después del ejercicio, especialmente si falta mucho tiempo para su próxima comida planeada.

Cuándo y qué beber

El ejercicio hace que traspire y, al hacerlo, pierde líquidos. Para remplazar los líquidos que pierde, asegúrese de beber lo suficiente: aproximadamente una taza (237 mL) de líquidos cada 15 a 20 minutos durante el ejercicio y más después del ejercicio.

Por lo general el agua es la mejor opción para hidratarse, pero si hace ejercicio por mucho tiempo, quizá deba tomar algo con carbohidratos. Escoja bebidas que tienen aproximadamente 15 gramos de carbohidratos en una porción de 8 onzas líquidas (237 mL), como bebidas deportivas o jugo de fruta diluido (1/2 taza [118 mL] de jugo de fruta, 1/2 taza [118 mL] de agua).

Cuándo hacer ejercicio

La mejor hora para hacer ejercicio es cuando tenga tiempo. En términos de control de la glucosa, hacer ejercicio 1 a 3 horas después de terminar una comida o merienda es una buena hora. El ejercicio en ese momento puede disminuir cuánto le sube la glucosa después de comer, y los alimentos consumidos evitarán que le baje la glucosa demasiado. Tal vez esto no suceda si usa insulina de acción rápida antes de comer. Hable con su equipo de atención médica si tiene preguntas sobre la mejor hora para hacer ejercicio.

Cuándo no hacer ejercicio

- Su nivel de glucosa está por encima de 300 mg/dL (16.7 mmol/L).
- Tiene cetonas en la sangre u orina.
- Tiene la glucosa baja.
- Se siente enfermo.
- Tiene entumecimiento, cosquilleo o dolor de pies o piernas.
- Tiene dificultad para respirar.
- Tiene una lesión que podría empeorar con el contacto.
- Está mareado.
- Tiene ganas de vomitar.
- Siente dolor/presión en el pecho, cuello, hombros o mandíbula.
- Tiene la visión borrosa o puntos ciegos.

  Reporte cualquier síntoma inusual a su equipo de atención médica.

Ejercicios de flexibilidad

El estiramiento es un tipo de ejercicio que mejora la flexibilidad muscular y la amplitud del movimiento de las articulaciones. Los ejercicios de estiramiento reducen la rigidez, resistencia o dolor de músculos y articulaciones, y si estos son flexibles, es menos probable que se lesione cuando los use.

Una de las mejores maneras de tener más flexibilidad es hacer ejercicios de estiramiento a diario. Estírese un poco durante todo el día para aliviar la tensión y el estrés muscular. Incorpore los ejercicios de estiramiento a su régimen de actividad física.

Si comienza a hacer ejercicios de estiramiento demasiado exigentes al comienzo de una rutina de ejercicio, aumenta su riesgo de lesionarse. Lo mejor es estirar los músculos después de calentarlos. Por ejemplo, estire las piernas después de caminar por lo menos 10 minutos. Si no tiene ocasión de calentar los músculos, comience haciendo solamente ejercicios de estiramiento suaves.

Hay diferentes ejercicios de estiramiento. Puede encontrarlos en libros, videos y clases de ejercicio. Estos son unos cuantos ejercicios de estiramiento que puede probar. Pero primero, unos cuantos consejos para hacerlos de manera segura y cómoda.

- Vaya lento y parejo.
- Respire de manera relajada.
- No rebote al hacer ejercicio.
- Relájese y elimine la tensión que tenga.
- Solo estírese hasta donde pueda sin sentir dolor.
- Sostenga la posición por lo menos 10-20 segundos.

Ejercicio para estirar las pantorrillas. Párese frente a una pared con los pies a 30 cms (un pie) de la pared. Ponga un pie frente al otro, con los dedos hacia adelante. Mantenga ambos pies planos en el piso. Doble la rodilla de adelante. Lentamente inclínese hacia adelante y ponga los antebrazos en la pared. Presione el talón izquierdo contra el piso. Repita con la otra pierna.

Ejercicio para estirar los cuádriceps (parte delantera del muslo). Párese con las rodillas ligeramente dobladas. Doble una pierna hacia atrás, levantando el pie del piso. Agarre el tobillo de la pierna doblada con la mano opuesta. Es buena idea sujetarse de algo para mantener el equilibrio. Jálese el pie suavemente de manera que el tobillo vaya hacia la nalga y sostenga la posición. Suelte. Repita con la otra pierna.

Tipos de ejercicio de estiramiento

Ejercicio de estiramiento para el tendón de la corva (parte trasera del muslo). Échese boca arriba. Doble las piernas con los pies en el piso. Levante una pierna. Manténgala ligeramente doblada. Agarre el muslo junto encima de la rodilla con ambas manos. Sujetándose la pierna, trate de estirarla. Suelte. Vuelva a estirarla y suelte. Repita con la otra pierna.

Ejercicio de estiramiento para la espalda y cadera. Siéntese con las piernas rectas hacia adelante. Doble una rodilla y cruce la pierna

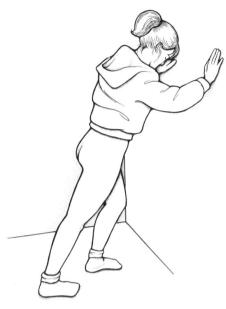

Ejercicio de estiramiento para
la pantorrilla

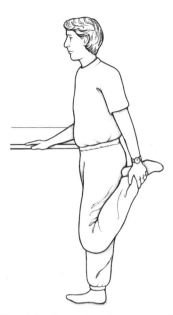

Ejercicio de estiramiento para los
cuádriceps (parte delantera del muslo)

doblada sobre la pierna recta. Coloque el pie de la pierna doblada en el
piso, de lado de la rodilla de la pierna recta. Apóyese poniendo el brazo
del lado de la rodilla doblada, en el piso detrás de usted. Coloque el codo
del brazo opucsto contra el lado exterior de la rodilla doblada. Lentamente voltee el torso en el sentido de la pierna doblada. Siga volteando
y mire gradualmente hacia atrás por encima del hombro. Mantenga los
hombros relajados y la barbilla en su posición normal. Concéntrese en
respirar de manera relajada. Lentamente vuelva a la posición inicial y
ponga ambas piernas en el piso. Repita con el otro lado.

Ejercicio de estiramiento para la parte baja de la espalda. Échese
boca arriba. Lleve las rodillas hacia el pecho. Sujétese las rodillas con los
brazos. Abrace las rodillas llevándolas hacia el pecho y presione la parte
baja de la espalda contra el piso. Suelte los brazos. Baje las piernas.

Ejercicio de estiramiento para los hombros y el pecho. Entrelace
los dedos de las manos detrás de usted. Lentamente levante los brazos.

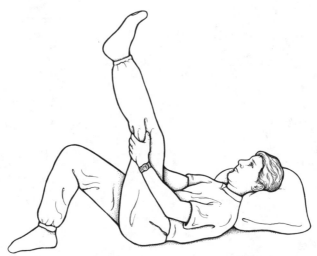

Ejercicio de estiramiento para el tendón de la corva (parte trasera del muslo)

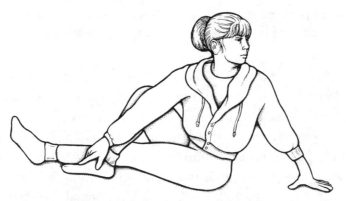

Ejercicio de estiramiento para la espalda y cadera

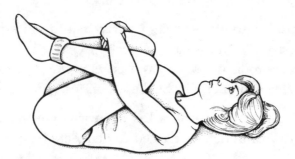

Ejercicio de estiramiento para la parte baja de la espalda

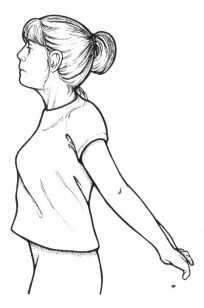

Ejercicio de estiramiento para
los hombros y el pecho

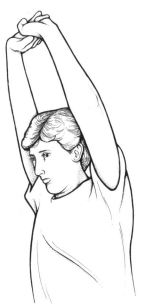

Ejercicio de estiramiento para
los brazos

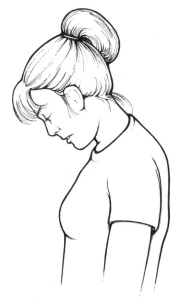

Ejercicio de estiramiento para
el cuello 1

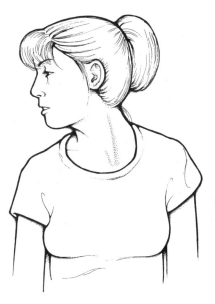

Ejercicio de estiramiento para
el cuello 2

Concéntrese en mantener recta la espalda y mirar hacia adelante. Sostenga la posición. Respire. Bájelos lentamente y suelte. Repita.

Ejercicio de estiramiento para los brazos. Suba los brazos sobre la cabeza. Entrelace los dedos con las palmas hacia arriba. Presione los brazos hacia arriba.

Ejercicio de estiramiento para el cuello. Fíjese de tener la cabeza en el centro de los hombros. Mire hacia abajo. Presione la barbilla contra el pecho y manteniendo esa posición, mueva la cabeza hacia el ombligo. Vuelva a poner la cabeza en el centro. Voltee a mirar por encima de su hombro. Vuelva a poner la cabeza en el centro y voltee a mirar por encima del otro hombro. Repita lentamente.

Si desea estirar más los músculos y las articulaciones, considere uno de estos tipos de ejercicio que promueven la flexibilidad:
- Aeróbicos acuáticos
- Artes marciales
- Ballet
- Danza moderna
- Pilates
- Yoga (ver Yoga, pág. 186)

Antes de probar cualquiera de estos tipos de ejercicio de flexibilidad, consulte con su médico para asegurarse de que usted pueda hacer los movimientos de manera segura. Lo mejor es si puede aprender ejercicios de flexibilidad con un instructor. Muchos lugares ofrecen clases para principiantes. Los centros de recreo comunitario a menudo tienen clases baratas.

Si está pensando en tomar una clase, es buena idea observar por lo menos una sesión antes de inscribirse. Quizá también quiera preguntar si el instructor tiene experiencia enseñando a personas con diabetes.

Ejercicios de fortalecimiento

Los ejercicios de fortalecimiento son los que hacen que los músculos aguanten peso o resistencia. Los ejercicios de fortalecimiento utilizan máquinas de pesas, bandas elásticas de ejercicio, pelotas medicinales o de estabilidad, e incluyen levantar pesas libres, hacer ejercicios calisténicos o entrenar en circuito.

Máquinas de pesas

Las máquinas de pesas le permiten cambiar el peso que levanta con solo colocar una clavija en una pila de pesas o cambiar una válvula que controla la presión líquida.

Pesas libres

Las pesas libres no son parte de otro aparato. Incluyen las mancuernas y barras con pesas. Una mancuerna es una barra corta que puede levantar con una mano. Las barras con pesas son largas y se levantan con ambas manos.

Ejercicios calisténicos

En los ejercicios calisténicos, el peso que usa es su propio cuerpo. Los calisténicos incluyen lagartijas, flexiones, abdominales, ejercicios levantando las piernas y flexiones de pierna. Puede hacer que los músculos hagan más esfuerzo si se pone pesas en las muñecas o tobillos, o usa bandas elásticas.

Entrenamiento en circuito

En el entrenamiento en circuito se realiza una serie de ejercicios en diversos puestos. En cada puesto hace un ejercicio diferente. Puede usar una máquina de pesas, levantar pesas libres, hacer algún ejercicio aeró-

calisténico. Después de terminar en un puesto, descansa brevemente antes de ir al siguiente.

¿Por qué debo hacer ejercicios de fortalecimiento?

Los ejercicios de fortalecimiento hacen que los músculos se pongan más fuertes y flexibles, y que los huesos sean más sólidos. Así es menos probable lesionarse los músculos y huesos. Cuanto más fuerte sea usted, más fáciles se volverán las tareas físicas y más actividad podrá hacer sin cansarse. Los músculos queman más calorías que la grasa, por lo que los ejercicios de fortalecimiento en efecto aceleran el metabolismo y ayudan a perder peso.

Qué hacer antes de comenzar

Vaya al médico. Hable con su médico antes de comenzar a hacer ejercicios de fortalecimiento. Es posible que ciertos ejercicios sean mejores para usted que otros. Será importante hablar con su proveedor sobre cualquier lesión u otras dolencias que tenga y que puedan afectar su capacidad de hacer ejercicios de fortalecimiento. Es posible que algunos impliquen un riesgo para usted.

Escoja sus ejercicios. Cuando sepa qué tipos de ejercicios de fortalecimiento puede hacer sin peligro, seleccione ocho a 10 diferentes. Asegúrese de seleccionar ejercicios para las piernas, caderas, pecho, espalda, hombros, brazos y abdomen. La idea es usar todos los grupos de músculos. Quizá su equipo de atención médica o un profesional calificado en aptitud física pueda ayudarlo a seleccionar estos ejercicios.

Aprenda cómo hacer los ejercicios. Una vez que seleccione sus ejercicios, aprenda la manera correcta de hacerlos. Si hace los ejercicios de la manera incorrecta, puede lesionarse. Si los ejercicios que ha escogido requieren que use equipo nuevo para usted, aprenda a usarlo y manejarlo. Averigüe también cómo usar el equipo de seguridad que se requiera con su ejercicio.

Cómo hacer ejercicios de fortalecimiento con pesas y calistenia

Como con cualquier otro ejercicio, haga ejercicios de calentamiento de 5 a 10 minutos antes de comenzar y de enfriamiento 5 a 10 minutos después de terminar. Pruebe estirones suaves, como también caminar y montar bicicleta lentamente.

Después de calentar el cuerpo, comience haciendo solo una serie de cada ejercicio. Una serie es el número de veces que repite un ejercicio antes de descansar. Haga que un profesional calificado de aptitud física lo ayude a determinar cuántas repeticiones de cada ejercicio debe hacer. Estas son algunas directrices generales:

Si los ejercicios de fortalecimiento son fáciles para usted: hágalos 15 a 20 veces. Descanse 1 minuto o menos entre series.

Si los ejercicios de fortalecimiento son moderadamente fáciles para usted (esto es lo mejor respecto a seguridad y resultados): hágalos ocho a 12 veces. Descanse 1 o 2 minutos entre series.

Si los ejercicios de fortalecimiento son difíciles para usted: hágalos dos a seis veces. Descanse 3 a 5 minutos entre series.

Recuerde, comience con apenas una serie. A medida que aumente su fuerza, podrá hacer más series. Vaya aumentando un poquito a la vez hasta que pueda hacer tres series de cada ejercicio. Una vez que esté haciendo dos o tres series fácilmente, estará listo para aumentar la dificultad del ejercicio añadiendo más peso.

Otra cosa que debe recordar es mover los músculos en toda su amplitud de movimiento. Esto es importante para aumentar tanto la fuerza como la flexibilidad. ¡Y no retenga la respiración! Inhale cuando baje el peso y exhale cuando levante el peso. Si no le gusta este patrón, simplemente respire de manera normal.

Cuánto tiempo y con qué frecuencia debe hacer ejercicio

Haga ejercicios de fortalecimiento durante 20 a 30 minutos dos o tres veces por semana. Deje pasar por lo menos un día de descanso entre los días que hace los mismos ejercicios de fortalecimiento. Para fortalecer los músculos, el descanso es tan importante como el ejercicio.

Embarazo

La mayoría de las mujeres con diabetes tienen bebés saludables. Con frecuencia, el mayor temor para las mujeres con diabetes es que a su bebé le dé diabetes. En realidad, la probabilidad de que su bebé tenga diabetes es mínima.

La probabilidad de que su hijo tenga diabetes

Si la madre tiene diabetes tipo 1
El hijo tiene una probabilidad de 1 a 3 por ciento de tener diabetes tipo 1.

Si el padre tiene diabetes tipo 1
El hijo tiene una probabilidad de 3 a 6 por ciento de tener diabetes tipo 1.

Si cualquiera de los padres tiene diabetes tipo 2 después de los 50 años
El hijo tiene una probabilidad de 7 por ciento de tener diabetes.

Si cualquiera de los padres tiene diabetes tipo 2 antes de los 50 años
El hijo tiene una probabilidad de 14 por ciento de tener diabetes.

Si bien a su hijo tal vez no le dé diabetes, hay otros peligros potenciales para la salud de su bebé y la salud de usted.

Glucosa alta

Uno de los mayores peligros para usted y su bebé es un nivel alto de glucosa. La glucosa alta puede causar defectos congénitos, parto prematuro, macrosomia (ver abajo) y un bajo nivel de glucosa en su bebé; y preeclampsia e infecciones de las vías urinarias en usted.

Defectos congénitos. En mujeres que ya tienen diabetes, un alto nivel de glucosa durante las primeras ocho semanas de embarazo puede causar defectos congénitos. Durante estas semanas iniciales se forman los órganos de su bebé. Por eso es importante tener la diabetes bajo control ANTES de salir embarazada.

Los defectos congénitos pueden afectar cualquier parte de su bebé. El corazón, la médula espinal, el cerebro y los huesos son los más afectados. Si usted tiene la glucosa alta, es más probable que los defectos congénitos sean más serios y causen abortos espontáneos.

Macrosomia. Macrosomia quiere decir cuerpo grande. Si su nivel de glucosa es demasiado alto durante el embarazo, es posible que su bebé crezca demasiado y sea más grande de lo normal. Esto dificulta el parto. Los bebés de mayor tamaño son más propensos a tener problemas de salud.

Glucosa baja. Un alto nivel de glucosa durante el embarazo o el parto puede hacer que su bebé tenga la glucosa baja después del parto.

Infecciones de las vías urinarias. Cuando tiene la glucosa alta durante el embarazo es más probable que le dé una infección de las vías urinarias, causada usualmente por bacterias. Las bacterias se multiplican mucho más rápido con la glucosa alta.

Entre los síntomas de una infección de las vías urinarias se encuentran la necesidad de orinar con frecuencia, dolor o ardor al orinar, orina turbia o con sangre, fiebre, escalofríos y dolor abdominal o en la parte baja de la espalda.

Cetonas altas

Las cetonas se producen cuando el cuerpo quema grasa almacenada para usarla como fuente de energía. Una gran cantidad de cetonas puede causarle daño a usted o su bebé. Es más probable que se acumulen cetonas si no está comiendo o bebiendo suficiente para usted y su bebé. Asegúrese de comer todas las comidas y bocadillos a su hora programada. En pacientes con diabetes tipo 1, la presencia de cetonas en la orina o sangre puede ser indicio de un trastorno peligroso llamado cetoacidosis diabética (DKA por su sigla en inglés). Se presenta cuando no hay suficiente insulina para procesar la glucosa y en vez, el cuerpo utiliza la grasa como fuente de energía. Olvidar una dosis de insulina, usar una dosis insuficiente de insulina, una infección u otras enfermedades pueden precipitar la cetoacidosis diabética. Es importante saber lo que tiene que hacer en caso de enfermedad para prevenir esta afección. También puede presentarse en mujeres que usan la bomba de insulina cuando los catéteres se obstruyen. Las mujeres que usan la bomba de insulina deben saber que si tienen la glucosa alta, con o sin cetonas en la orina, se deben poner una inyección con una jeringa para corregir la glucosa alta, beber agua para eliminar el exceso de glucosa y cetonas, y cambiar el equipo de infusión de la bomba.

Pastillas para la diabetes

Las pastillas para la diabetes no se toman durante el embarazo porque no son eficaces en mujeres que ya tienen diabetes. Algunas pastillas pueden causar defectos congénitos y glucosa baja en su bebé. Lo mejor es hacer la transición a la insulina antes de salir embarazada para asegurarse de tener un excelente control de la diabetes. Si sale embarazada y está tomando metformina o gliburida, lo mejor es seguir tomándolas hasta que haya hecho una transición segura a la insulina. Durante cualquier transición de medicamentos orales a la insulina durante el embarazo, es importante evitar tener la glucosa alta.

Preeclampsia

La preeclampsia (también llamada toxemia) es presión alta, hinchazón de los pies y parte inferior de las piernas y fuga de proteína a la orina durante el embarazo. Otros síntomas son dolor de cabeza, náuseas, vómitos, dolor abdominal y visión borrosa. Sin tratamiento, la preeclampsia puede producir convulsiones, coma y la muerte de usted o su bebé. Su médico estará atento a indicios de preeclampsia.

Hidramnios

Hidramnios significa que hay un exceso de líquido amniótico en el útero. Los indicios de hidramnios son malestar abdominal, útero más grande de lo normal, dificultad para respirar e hinchazón de las piernas. Hidramnios puede causar un parto prematuro. Su médico estará atento a indicios de hidramnios.

Cómo velar por la salud de su bebé

Tenga un buen control de la glucosa antes del embarazo. Si tiene un mal control de la glucosa, trate de lograr un buen control tres a seis meses antes de que planee salir embarazada. Si espera hasta enterarse de que está embarazada, es posible que su bebé ya haya sufrido algún daño. Su objetivo debe ser un nivel de hemoglobina A1C de menos de 7% (53.0 mmol/mol) y lo más cercano posible a 6% (42.1 mmol/mol) sin aumentar los casos de glucosa baja.

Tenga un buen control de la glucosa durante el embarazo. Esto requiere medirse la glucosa con mayor frecuencia, a veces hasta ocho veces al día. Mantener un buen control reducirá el riesgo de problemas para usted y su bebé. También hará que sea más fácil que usted y su equipo de atención médica modifiquen su dosis de insulina, plan alimentario o ambos.

Mídase las cetonas en la orina todas las mañanas. Si tiene una cantidad moderada o alta de cetonas en la orina, comuníquese con su médico de inmediato. Es posible que deba hacer un cambio en su plan alimentario o insulina.

Póngase en forma antes de salir embarazada. Hacer ejercicio antes del embarazo puede aumentar su resistencia, contribuir a que le baje la glucosa, ayudarla a perder peso y aumentar su fuerza y flexibilidad. Alcance un índice normal de masa corporal antes de salir embarazada. Si tiene sobrepeso u obesidad, pero adelgaza antes de salir embarazada, puede reducir su riesgo de complicaciones en el embarazo, como diabetes gestacional.

Haga ejercicio durante el embarazo. El embarazo no es momento de iniciar un programa de ejercicio vigoroso, pero lo más probable es que pueda continuar haciendo algún ejercicio que haya hecho con regularidad antes del embarazo. Si no hacía ejercicio con regularidad antes del embarazo, pregúntele a su médico sobre ejercicios que puede hacer de manera segura para usted y su bebé. Algunos ejercicios buenos para las embarazadas incluyen caminar, aeróbicos de bajo impacto, nadar y aeróbicos acuáticos.

Siga su plan alimentario para el embarazo. Un plan alimentario para el embarazo tiene como propósito ayudarlo a seguir evitando que suba o baje la glucosa mientras le ofrece a su bebé lo que necesita para crecer. Lo normal por lo general son tres comidas y tres bocadillos al día. A veces, puede ser necesaria una merienda en plena noche. Incluso puede ser necesario reunirse con su nutricionista aproximadamente cada tres meses durante el embarazo para actualizar su plan alimentario en base a las necesidades de su cuerpo y su bebé, pues cambian constantemente. Hable sobre sus objetivos de aumento de peso durante el embarazo con su proveedor de servicios médicos.

Enfermedades de los ojos

Las personas con diabetes tienden a tener más enfermedades de los ojos que las personas sin diabetes. Las tres enfermedades principales de los ojos en personas con diabetes son retinopatía, cataratas y glaucoma. Entre las tres, la retinopatía es la más común y conlleva el mayor riesgo de afectar la visión.

Retinopatía

La retina es el recubrimiento de la parte posterior de los ojos que detecta luz. Pequeños vasos sanguíneos llevan oxígeno a la retina. La retinopatía daña los vasos capilares de la retina. Los dos tipos principales de retinopatía son la no proliferativa y proliferativa.

Retinopatía no proliferativa

Con la retinopatía no proliferativa, los vasos capilares de la retina se hinchan y forman bolsas. Esto debilita los capilares. Es posible que haya

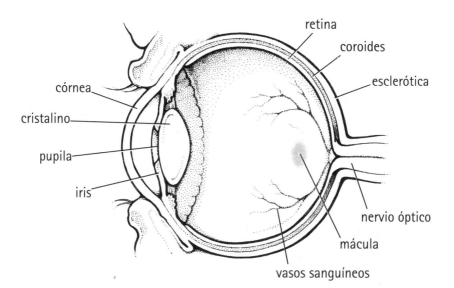

pequeñas fugas de líquido. Estas fugas por lo general no dañan la visión. Raras veces la enfermedad empeora.

Si en efecto la enfermedad empeora, hay mayor fuga de líquidos de los vasos débiles. También hay fuga de sangre y grasas. Esto hace que la retina se hinche. Por lo general la hinchazón no daña la visión, a no ser que se produzca en el centro de la retina.

El centro de la retina se llama la mácula. La mácula le permite ver los pequeños detalles de una imagen. La hinchazón de la mácula se llama edema macular. El edema macular puede hacer que tenga visión borrosa, distorsionada, limitada u oscura.

Retinopatía proliferativa

La retinopatía no proliferativa puede pasar a ser retinopatía proliferativa. La retinopatía proliferativa causa tanto daño en los vasos capilares que estos se cierran. La retina reacciona generando muchos vasos sanguíneos nuevos. A medida que crecen estos nuevos vasos sanguíneos, se expanden a otras partes de los ojos.

Es posible que estos cambios limiten su capacidad de ver cosas por los costados de los ojos. Quizá también note que le cuesta ver en la oscuridad o adaptarse de lugares iluminados a oscuros.

Los nuevos vasos sanguíneos son débiles y pueden causar problemas. Es posible que se quiebren y sangren en el gel trasparente que llena el centro de los ojos. Esto se conoce como una hemorragia vítrea. Los síntomas más comunes de la hemorragia vítrea son la visión borrosa y manchas flotantes. Sin tratamiento, la hemorragia vítrea puede hacer que pierda la visión.

Los nuevos vasos sanguíneos pueden hacer que crezca tejido cicatrizal en la retina. El tejido cicatrizal puede arrugar la retina y moverla de su sitio. Cuando se jala la retina de la parte posterior de los ojos, eso se llama desprendimiento de retina. Si se le desprende la retina es posible que vea sombras o una gran área oscura. Puede causar ceguera.

SÍNTOMAS DE RETINOPATÍA

- Se le nubla la visión.
- Ve manchas flotantes.
- Ve una sombra o área oscura.
- No puede ver cosas con el rabillo del ojo.
- Tiene dificultad para ver de noche.
- Tiene dificultad para leer.
- No ve rectas las líneas rectas.

Si tiene cualquiera de estos síntomas, consulte de inmediato con un médico especializado en los ojos.

Nota especial: Por lo general, no se notan (ni sienten) los síntomas iniciales del daño en la retina, pero el médico de los ojos sí puede notarlos. Asegúrese de hacerse examinar los ojos anualmente para descartar retinopatía.

Cataratas

Las cataratas nublan el cristalino (lente) del ojo. Por lo general el cristalino del ojo es trasparente. El cristalino está detrás del iris (la parte de color de los ojos) y la pupila (la apertura oscura). El cristalino enfoca la luz en la retina. Si se nubla el cristalino, se impide que entre luz.

Al principio, las cataratas son pequeñas. Algunas nunca afectan la visión. Otras limitan gran parte o toda la visión. El efecto de las cataratas en la visión depende de tres cosas: 1) su tamaño, 2) su espesor y 3) su ubicación en el lente. Si las cataratas le afectan la visión significativamente, quizá necesite cirugía. La cirugía para las cataratas ha pasado a ser un procedimiento ambulatorio sumamente exitoso.

Debido a estas tres cosas, pueden variar los síntomas de que tiene cataratas.

SÍNTOMAS DE CATARATAS

- Tiene visión poco clara, borrosa o nublada.
- Cree que necesita gafas.
- Las gafas nuevas no lo ayudan a ver mejor.
- Le cuesta leer y hacer labores que requieren ver detalles.
- Pestañea mucho para ver mejor.
- Le parece que tiene una película en los ojos.
- Le parece que está mirando a través de un vidrio empañado, un velo o cascada.
- La luz del sol o de una lámpara le resulta demasiado brillante.
- De noche, el resplandor de las luces de los demás autos es más fuerte que antes, parecen ser dobles o son deslumbradoras.
- La pupila, que por lo general es negra, luce gris, amarilla o blanca.
- Los colores se vuelven opacos.

Si tiene cualquiera de estos síntomas, vaya a un médico especialista en los ojos.

Glaucoma

El glaucoma es la acumulación de líquido en los ojos. La acumulación de líquido causa más presión. La presión puede dañarle el nervio óptico. El nervio óptico le indica al cerebro lo que ven los ojos. Hay dos tipos de glaucoma.

El tipo más común es el glaucoma crónico de ángulo abierto. Con este tipo, la presión de los líquidos aumenta lentamente durante muchos años. Por lo general no lo nota. Tal vez lagrimee mucho o sienta más presión en los ojos.

A medida que el glaucoma empeora, es posible que note que la visión se le pone un poco borrosa o nublada. Tal vez le parezca que tiene que cambiar sus gafas. Quizá le cueste ver en la oscuridad. Sin tratamiento, puede perder la visión.

El tipo menos común de glaucoma es el agudo de ángulo cerrado. Con este tipo, la presión de los líquidos se acumula rápidamente. Los ojos le duelen mucho. Tiene la visión borrosa y lagrimea. Ve halos de color alrededor de las luces brillantes. Es posible que incluso vomite. *Si tiene cualquiera de estos síntomas, vaya de inmediato a la sala de emergencia del hospital.*

Cómo mantener sanos los ojos

Mantenga su nivel de glucosa lo más aproximado a lo normal. Mantener el nivel de glucosa cerca de lo normal reduce el riesgo de tener enfermedades de los ojos y retrasa las que se presentan.

Control de la presión alta. La presión alta puede empeorar las enfermedades de los ojos. Quizá pueda hacer que le baje la presión si baja de peso, come menos sal y evita las bebidas alcohólicas. Su médico le puede hablar sobre medicamentos para bajarle la presión.

Deje de fumar. Fumar daña los vasos sanguíneos.

Baje el colesterol alto. El colesterol alto también puede dañar los vasos sanguíneos.

Hágase exámenes anúales de la visión con los ojos dilatados. Muchas enfermedades de los ojos pueden estar causando daño sin presentar síntomas que se noten. Un médico de los ojos tiene los aparatos y pruebas para detectar el daño a tiempo. Cuanto antes se descubra el daño, mayor la probabilidad de que los tratamientos le salven la visión.

Enfermedades de los riñones

Los riñones limpian la sangre. La sangre circula por filtros en los riñones. En los riñones saludables, los filtros permiten que los desechos pasen a la orina mientras retienen lo beneficioso y útil en la sangre. Pero tener diabetes puede hacer que los riñones no estén saludables. Y si los riñones empeoran, pueden surgir enfermedades renales. Nefropatía es otro término para las enfermedades de los riñones.

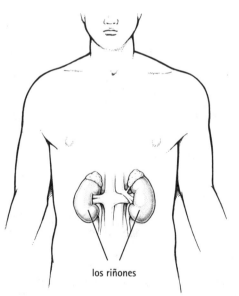

los riñones

Los riñones están ubicados a ambos lados de la parte baja de la espalda.

Avance de la enfermedad de los riñones

Con la enfermedad renal, los riñones pasan de hacer demasiado esfuerzo a tener fugas, perder la capacidad de filtración y, sin tratamiento, a fallo renal.

Filtros que trabajan demasiado. Las personas con diabetes a menudo tienen un alto nivel de glucosa en la sangre. La glucosa alta hace que los riñones filtren la sangre con más frecuencia de lo que realmente es necesario. Ese trabajo adicional puede afectar los filtros, que pueden desgastarse.

Filtros con fugas. Los filtros desgastados pueden comenzar a tener fugas. Entre lo que se fuga está una proteína llamada albúmina. Los filtros no logran filtrar la albúmina, y esta aparece en la orina. El primer indicio de daño en los riñones es una pequeña cantidad de albúmina en la orina. Cuanta más albúmina se fuga a la orina, habrá menos albúmina en la sangre.

Fugas excesivas. Una de las funciones de la albúmina es retener agua en la sangre. Si no hay suficiente albúmina en la sangre, los vasos sanguíneos pierden agua. El agua puede terminar en los tobillos, el abdomen y el pecho.

El agua hace que se le hinchen los tobillos. El agua en el abdomen causa hinchazón. El agua en el pecho dificulta la respiración. Estos pueden ser los primeros indicios físicos de que algo anda mal con los riñones. Pero ya son indicios de enfermedad avanzada de los riñones.

Filtros que no filtran bien. Después de un tiempo, algunos de los filtros desgastados y con fugas dejan de funcionar. Esto crea más trabajo para los filtros que todavía funcionan. Al comienzo, los filtros buenos se esfuerzan más para compensar por los que han dejado de funcionar. Luego también dejan de funcionar.

A medida que más filtros dejan de funcionar, quedan menos filtros para cumplir con la labor. Finalmente, ninguno de los filtros puede eliminar los desechos, y estos se acumulan en la sangre.

Filtros que dejan de funcionar. Los desechos en la sangre llegan a un nivel tóxico cuando los filtros de los riñones ya no están funcionando. Esto se llama insuficiencia renal o enfermedad renal terminal.

Las personas con insuficiencia renal deben tener, ya sea, un trasplante de los riñones o diálisis. Con un trasplante de riñones, la persona recibe nuevos riñones de otra persona. En la diálisis, una solución química o máquina limpia la sangre. Usted puede tomar medidas para retrasar la enfermedad de los riñones antes de que se convierta en insuficiencia renal.

SÍNTOMAS DE INSUFICIENCIA RENAL

Mal sabor en la boca	Facilidad para que le salgan hematomas
Poco apetito	Piernas inquietas
Malestar estomacal	Sueño insuficiente
Náuseas	Falta de concentración

Como retrasar la enfermedad de los riñones

Mantenga su nivel de glucosa lo más cercano a lo normal. Mantener la glucosa lo más cerca al nivel normal puede evitar y retrasar el avance de la enfermedad de los riñones.

Haga que su médico le examine la función de los riñones. Hay pruebas de orina y análisis de sangre para detectar el inicio y avance de la enfermedad de los riñones. Su médico debe realizar una prueba anual para evaluar la presencia de albúmina en la orina (riñones con fugas) en todos los pacientes con diabetes tipo 2 a partir del diagnóstico y en los pacientes con diabetes tipo 1 anualmente después de cinco años del diagnóstico. A todos los adultos con diabetes se les debe hacer un análisis de sangre (creatinina en suero) cada año, independientemente del nivel de albúmina en la orina. Una prueba de orina (depuración de creatinina) indica cuán bien los riñones eliminan desechos.

Esté atento a su presión. Cuando los filtros de los riñones no funcionan bien, se retiene sal y agua adicional en el cuerpo. Esto puede hacer que le suba la presión. La presión alta hace que los riñones se esfuercen y se dañen más.

Si tiene la presión alta, trate de mantenerla por debajo de 130/80. Algunas maneras de hacer que le baje la presión es perder peso, consumir menos sal y evitar las bebidas alcohólicas.

Pregúntele a su médico sobre medicamentos para bajar la presión. Dos tipos de medicamentos para la presión, los llamados inhibidores ACE (enzima conversora de angiotensina) y ARB (bloqueadores de receptores de angiotensina), incluso pueden retrasar el avance de la enfermedad de los riñones.

Limite las proteínas. Algunos investigadores han notado que si limita la cantidad de proteína que consume, puede retrasar la enfermedad de los riñones. Pero los expertos no concuerdan sobre la cantidad ideal de proteína.

La Asociación Americana de la Diabetes recomienda que las personas con indicios de enfermedades de los riñones consuman 0.8 g de proteína diaria por cada kilo de peso. Entre los alimentos con mucha proteína están la carne de res, pescado, huevos, leche, queso, legumbres, granos integrales, nueces y semillas. Colabore con un nutricionista para preparar un plan alimentario con poca proteína, si es el caso.

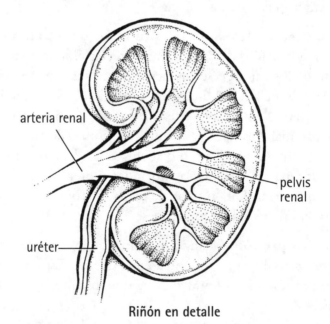

arteria renal

pelvis renal

uréter

Riñón en detalle

Equipo de atención médica

Un equipo de atención médica es un grupo de profesionales de servicios médicos que lo ayudan a controlarse la diabetes. Usted es parte del equipo, que puede incluir a un médico de la diabetes (ver Médico), un enfermero que también es instructor de diabetes, un nutricionista (ver Nutricionista), un médico de los ojos, un podólogo, un dentista (ver Atención dental) y un farmacéutico. El médico de la diabetes puede ayudarlo a encontrar a los demás miembros del equipo, como un fisiólogo del ejercicio o profesional de salud mental.

Su equipo le enseña sobre la diabetes y cómo hacer que el cuidado de la diabetes sea parte de su vida. Los miembros de su equipo de atención médica dependen de usted para que les diga cuánto efecto está surtiendo su plan para el cuidado de la diabetes y cuándo necesita ayuda. Por eso, usted es el miembro más importante del equipo.

Enfermero instructor de diabetes

Los enfermeros le enseñan y lo asesoran sobre el control diario de la diabetes. Los enfermeros pueden enseñarle lo que es la diabetes y cómo:

- tomar las pastillas para la diabetes
- usar medicamentos que no son insulina y que se inyectan
- usar insulina
- inyectarse insulina
- usar una bomba de insulina
- medirse la glucosa en casa usando un medidor
- hacerse pruebas de cetonas en la orina
- llevar un seguimiento del control de la diabetes
- detectar indicios de glucosa baja y alta
- tratar la glucosa baja y alta

- cuidarse cuando esté enfermo
- permanecer saludable durante el embarazo

Tal vez trabaje con un enfermero practicante dedicado a la diabetes, un enfermero clínico o un enfermero dedicado a la instrucción. Busque las iniciales RN después del nombre de un enfermero. RN es la sigla en inglés de *registered nurse* o enfermero titulado. Algunos enfermeros también tienen una licenciatura (BSN) o maestría (MSN). Muchos enfermeros son instructores diplomados de diabetes (CDE). Los enfermeros, nutricionistas y farmacéuticos con un certificado de práctica avanzada lo indican con BC-ADM (*Board Certified, Advanced Diabetes Management*).

Instructor diplomado de diabetes

La sigla CDE después del nombre de una persona indica instructor diplomado de diabetes. Cuando vea estas letras sabrá que la persona tiene capacitación especial para enseñar o atender a personas con diabetes. Es posible que algunas de las personas en su equipo de atención médica las usen después de su nombre.

Un instructor de diabetes se diploma solo después de dedicar un mínimo de 1,000 horas a la atención de personas con diabetes y luego aprobar un examen de la Junta Nacional de Acreditación para Instructores de Diabetes (*National Certification Board for Diabetes Educators*). Esta organización independiente se fundó en 1986 para velar por los intereses de los instructores de diabetes y el público en general al otorgar credenciales a profesionales de servicios de salud que cuentan con los conocimientos necesarios para enseñar a personas con diabetes.

Una vez diplomados, los CDE deben actualizar sus conocimientos sobre la atención y tratamiento de la diabetes para aprobar la prueba de reacreditación cada cinco años. Para encontrar un programa de instrucción de diabetes cerca de usted, llame a la Asociación Americana de la Diabetes al 1-800-DIABETES o visite http://profesional.diabetes.org/erp_zip_search.aspx.

Profesional de salud mental

Entre los profesionales de salud mental se encuentran los trabajadores sociales, sicólogos y siquiatras. Estas personas pueden ayudarlo a reconocer y controlar los aspectos emocionales de la vida con diabetes.

Busque un trabajador social clínico diplomado (*licensed clinical social worker* o LCSW) con una maestría en trabajo social (MSW) y capacitación en terapia individual, grupal y familiar. Los trabajadores sociales pueden ayudarlo a usted y su familia a sobrellevar el estrés o la ansiedad relacionados con la diabetes. Además pueden encontrar recursos comunitarios o del gobierno que lo ayuden con sus necesidades médicas o económicas.

Un sicólogo clínico tiene una maestría o grado médico en sicología y capacitación en sicoterapia individual, familiar o grupal. Los sicólogos clínicos ayudan a los pacientes con problemas emocionales.

Un siquiatra es un médico que ofrece terapia y receta medicamentos para el tratamiento de las causas físicas de los problemas emocionales.

Fisiólogo del ejercicio

Un fisiólogo del ejercicio está capacitado en los aspectos científicos del ejercicio y acondicionamiento físico. Un fisiólogo del ejercicio lo ayuda a planear un programa seguro y eficaz de ejercicio.

Busque a alguien con una maestría o grado médico en fisiología del ejercicio. O encuentre a un proveedor diplomado de servicios médicos que tenga capacitación de posgrado en fisiología del ejercicio. Un buen indicio es la acreditación del Colegio de Medicina Deportiva de Estados Unidos (*American College of Sports Medicine*).

Siempre obtenga aprobación de su médico antes de iniciar cualquier programa de ejercicio.

Médico de los ojos

Su médico de los ojos puede ser un oftalmólogo o un optómetra. Los oftalmólogos son médicos dedicados a la detección y tratamiento de las enfermedades de los ojos. Pueden recetar medicamentos para los ojos y realizar operaciones. Los optómetras no son médicos. Están capacitados para examinarle los ojos en busca de problemas de visión y otros problemas menores. Cuando vaya a un médico de los ojos, averigüe si el médico de los ojos:

- sabe detectar enfermedades de los ojos
- tiene muchos pacientes con diabetes
- realiza operaciones de los ojos
- enviará informes periódicos a su médico de diabetes

Médico de los pies

A los médicos de los pies se les llama podólogos. Un podólogo está capacitado para tratar problemas de los pies y la parte inferior de las piernas. Los podólogos tienen un grado universitario en podología (DPM). También han hecho una residencia (capacitación en un hospital) en podología. Cuando vaya al médico de los pies, averigüe si este:

- sabe sobre los problemas de los pies que la diabetes puede causar
- tiene muchos pacientes con diabetes
- colaborará con su médico de la diabetes

Farmacéutico

Un farmacéutico tiene capacitación sobre los aspectos químicos de los medicamentos y los efectos de estos en el cuerpo. Un farmacéutico tiene por lo menos una licenciatura en farmacología (BscPharm) o un grado de farmacólogo (PharmD).

Su farmacéutico puede ayudarlo de varias maneras. La mayoría de los farmacéuticos ofrecen asesoría gratis. Le pueden decir:

- con qué frecuencia tomar sus medicamentos recetados
- si debe tomar medicamentos con comida o el estómago vacío
- si debe estar atento a algún efecto secundario
- si debe evitar exponerse al sol
- qué alimentos evitar
- qué otros medicamentos pueden interaccionar de manera adversa con su nuevo medicamento
- cuándo tomar las dosis si se olvidó de una
- cómo guardar los medicamentos
- qué medicamentos de venta sin receta son más eficaces, teniendo en cuenta los demás medicamentos que toma

Otros miembros del equipo

A medida que su salud cambie, es posible que necesite otros miembros en su equipo. Si planea tener un bebé, necesitará un obstetra. Si tiene problemas de circulación en las piernas o pies, tal vez necesite un cirujano vascular. El médico de la diabetes puede ayudarlo a encontrar al tipo de especialista que necesite.

Etiquetas de datos nutricionales

Las etiquetas de datos nutricionales le dicen casi todo lo que debe saber sobre la comida que compra. Cuanto más sepa sobre los alimentos, hará mejores selecciones y cumplirá mejor con un plan alimentario saludable (ver Alimentación saludable, pág. 3; y Planificación de comidas, pág. 154).

Una de las primeras cosas que tal vez note en el envase de los alimentos es una afirmación sobre nutrientes, como "con poca grasa" o "*reduced fat*", o "con pocas calorías" o "*low calories*". Estas frases tienen significados estándar. Algunos de estos términos y su significado se mencionan al final de esta sección. Pero la mayor parte de la información útil en un envase de alimentos se encuentra en el recuadro de Datos nutricionales.

Tamaño de la porción

El tamaño de la porción ahora es más uniforme en todas las marcas de alimentos similares. De esa manera, se puede hacer comparaciones más fácilmente. Para el tamaño de porciones, se usan medidas caseras (por ejemplo, taza) y métricas (por ejemplo, gramos). La etiqueta también indica el número de porciones en el envase.

Listas de nutrientes

Los datos nutricionales indican las calorías, calorías de grasa, grasa total, grasa saturada, grasa trans, colesterol, sodio, total de carbohidratos, fibra alimentaria, azúcares y proteína.

Entre los nutrientes que quizá también se mencionen están las calorías de grasa saturada, grasa poliinsaturada y grasa monoinsaturada, potasio, fibra soluble, fibra insoluble y alcoholes de azúcar, aunque no se requiere hacerlo. Después de los nutrientes de la lista hay un número. Este número es la cantidad del nutriente en gramos (g) o miligramos (mg) por porción del alimento. Puede usar esta información para comparar alimentos. Si está tratando de perder peso, seleccione alimentos con menos calorías.

Cuando cuente carbohidratos, asegúrese de buscar el número total de gramos de carbohidratos y no solo azúcar. Estos son apenas algunos ejemplos de las maneras de usar la información de nutrientes que se ofrece.

Vitaminas y minerales

Los datos nutricionales también indican la cantidad de vitamina A, vitamina C, calcio y hierro. Tal vez se incluyan también otras vitaminas y minerales. Después del nombre de la vitamina o mineral hay un número, seguido por un signo porcentual (%). Este número es el porcentaje de la cantidad diaria recomendada de la vitamina o mineral que contiene una porción del alimento. Cuanto más altos los números, más de la vitamina o mineral tienen los alimentos.

Valores diarios

Los valores diarios indican cuánta grasa total, grasa saturada, colesterol, sodio, potasio, total de carbohidratos, fibra y proteína necesita cada día en base al número de calorías que come en el día. No hay Valor diario para azúcares.

Todas las etiquetas de Datos nutricionales indican Valores diarios de las personas que consumen 2,000 calorías al día. Algunas etiquetas también mencionan Valores diarios para personas que consumen 2,500 calorías al día.

Es posible que sus propios valores diarios sean más altos o bajos que los de la etiqueta. Cuantas más calorías deba comer al día, más alto su valor diario. Cuantas menos calorías deba comer al día, más bajo su valor diario. Con la ayuda de un nutricionista puede determinar cuántas calorías y nutrientes necesita.

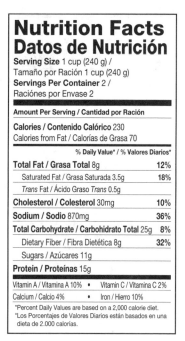

Porcentaje del valor diario

El porcentaje (%) del valor diario que figura a la derecha de la etiqueta de Datos nutricionales le indica el porcentaje del valor diario que consume en una porción de alimentos en base a una alimentación de 2,000 calorías diarias.

Listas de ingredientes

El orden de los ingredientes en los envases de alimentos depende del peso. El ingrediente que pesa más está primero. El último ingrediente en la lista es el que pesa menos. Es útil leer la lista de ingredientes porque las afirmaciones de los envases pueden ser engañosas.

Uso de etiquetas de datos nutricionales

Los Datos nutricionales en la etiqueta de alimentos indican exactamente cuántos gramos de carbohidratos, gramos de grasa y calorías hay en una Porción de dicho alimento. Esto hace que sea más sencillo contar carbohidratos, gramos de grasa y calorías. Si usa *Seleccione sus alimentos: Listas de alimentos para la diabetes* (ver Planificación de comidas, pág. 154) es necesario comparar el tamaño de la porción en la etiqueta con el tamaño de la porción del alimento que seleccione. Es posible que no sean iguales. Por ejemplo, la etiqueta puede decir que el tamaño de la porción es 1 taza (224 g), pero las Listas de alimentos pueden indicar que el tamaño de la porción es 1/2 taza (113 g). En este caso, si come 1 taza (224 g) equivaldría a dos porciones de dicho alimento.

AFIRMACIONES SOBRE NUTRIENTES

Término	Descripción
Sin calorías (*calorie free*)	Menos de 5 calorías por porción
Sin colesterol (*cholesterol free*)	Menos de 2 mg de colesterol por porción y 2 g o menos de grasa saturada por porción
Sin grasa (*fat free*)	Menos de 0.5 g de grasa por porción
Sin grasa saturada (*saturated fat free*)	Menos de 0.5 g grasa saturada por porción
Sin sodio (*sodium free*)	Menos de 5 mg de sodio por porción
Sin azúcar (*sugar free*)	Menos de 0.5 g de azúcar por porción
Con pocas calorías (*low calorie*)	40 calorías o menos por porción
Con poco colesterol (*low cholesterol*)	20 mg o menos de colesterol por porción y 2 g o menos de grasa saturada por porción
Con poca grasa (*low fat*)	3 g o menos de grasa por porción
Con poca grasa saturada (*low saturated fat*)	1 g o menos de grasa saturada por porción
Con poco sodio (*low sodium*)	140 mg o menos de sodio por porción
Extra magro (*extra lean*)	Menos de 5 g de grasa, 2 g de grasa saturada y 95 mg de colesterol por porción
Magro	Menos de 10 mg de grasa, 4.5 g de grasa saturada y 95 mg de colesterol por porción
Light o lite	33.3% calorías menos o 50% menos de grasa por porción que alimentos comparables
Reducido (*reduced*)	25% menos por porción que alimentos comparables. Lea detenidamente la etiqueta. Algunos de esos alimentos de todos modos tienen demasiada grasa y calorías.

Glucosa alta

El exceso de glucosa en la sangre se denomina hiperglucemia o glucosa alta. Un alto nivel de glucosa es uno de los síntomas de diabetes. Con el tiempo, la glucosa alta puede causar daño en los ojos, riñones, corazón, nervios y vasos sanguíneos.

Causas de un alto nivel de glucosa en la sangre

- Comió demasiado.
- Comió muchos carbohidratos.
- Usó poca insulina.
- No usó insulina.
- No usó la debida dosis de medicamento para la diabetes.
- No tomó los medicamentos para la diabetes.
- Está enfermo.
- Tiene mucho estrés.
- Dejó de hacer el ejercicio o la actividad usual.

La glucosa alta es más difícil de notar que la glucosa baja. Si le sube la glucosa demasiado, tal vez note algunos de los siguientes indicios.

Tratamientos para la glucosa alta

Si le sube el nivel de glucosa más de lo recomendado o está entre 180 mg/dL (10.0 mmol/L) y 250 mg/dL (13.9 mmol/L)

1. Haga lo que el médico le ha recomendado. Tal vez le haya dicho que tome una de las siguientes medidas:
   - use una pequeña dosis adicional de insulina de acción rápida
   - coma menos en la próxima comida o merienda
2. Vuelva a medirse la glucosa después de 1-2 horas.

INDICIOS DE GLUCOSA ALTA

- Dolor de cabeza
- Visión borrosa
- Sed
- Hambre
- Malestar estomacal
- Ganas frecuentes de orinar
- Piel reseca y picazón

Quizá no note que tiene la glucosa demasiado alta por tan solo estos indicios. La única manera de saberlo es medirse la glucosa (ver Control propio de la glucosa). Medirse la glucosa lo ayudará a decidir qué hacer.

Si su nivel de glucosa sobrepasa los 250 mg/dL (13.9 mmol/L)

Busque indicios de cetoacidosis diabética (ver Prueba de cetonas en la orina o sangre). Si muestra algún indicio, llame a su médico de inmediato.

Si su nivel de glucosa sobrepasa los 350 mg/dL (19.4 mmol/L)

Llame a su médico.

Si su nivel de glucosa sobrepasa los 500 mg/dL (27.8 mmol/L)

Llame a su médico y haga que alguien lo lleve de inmediato a la sala de emergencias del hospital.

Glucosa baja

Cuando la glucosa en la sangre es demasiado baja, se llama hipoglucemia o glucosa baja. La glucosa puede bajar si usa insulina o toma ciertos medicamentos para la diabetes (sulfonilureas o meglitinidas). Sin tratamiento, un nivel bajo de glucosa puede hacer que se desmaye. En el peor de los casos, la glucosa baja puede causar convulsiones, coma e incluso la muerte.

Causas de un bajo nivel de glucosa

- Comió muy poco.
- Comió muy pocos carbohidratos.
- Postergó una comida o merienda.
- Se saltó una comida o merienda.
- Hizo ejercicio más intenso o durante más tiempo.
- Hizo más actividad de la usual.
- Usó demasiada insulina o un exceso de medicamentos para la diabetes.
- Tomó bebidas alcohólicas con el estómago vacío.

Señales de advertencia de glucosa baja

Hay muchas señales de advertencia de un nivel bajo de glucosa en la sangre. Es posible que los indicios en su caso sean diferentes a los que siente otra persona. Aprenda cuáles son las señales iniciales de advertencia que se manifiestan en usted cuando tiene la glucosa baja. Dígale a alguien cuáles son para que pueda ayudarlo a notarlos.

SEÑALES DE ADVERTENCIA

Es posible que lo que usted siente no se incluya en esta lista.

Ansiedad	Letargo	Somnolencia
Cansancio	Mal humor	Sudor excesivo
Confusión	Mareos	Temblores
Debilidad	Molestia	Tensión
Hambre	Náuseas	Terquedad
Impaciencia	Nerviosismo	Torpeza
Inquietud	Palidez	Tristeza

Tal vez también tenga la visión borrosa, la boca seca, dolor de cabeza o palpitaciones. Cuando se presente cualquiera de estas señales de advertencia, debe iniciarse de inmediato el tratamiento para la glucosa baja.

Esto es particularmente importante si tiene la glucosa alta desde hace tiempo y desaparecerá a medida que el organismo se acostumbre a un mejor control de la glucosa.

Algunas personas pueden presentar síntomas de glucosa baja en la sangre con un nivel de glucosa menor de 100 mg/dL (5.6 mmol/L). Quienes tienen la glucosa alta desde hace mucho tiempo posiblemente sientan que tienen la glucosa baja cuando en realidad su nivel es saludable, alrededor de 80 o 90. Es importante que tome nota de cómo se siente con un nivel normal. Si su nivel de glucosa es menos del nivel recomendado o menos de 70 mg/dL (3.9 mmol/L), lo mejor es comer un bocadillo que lo eleve. Sin embargo, es importante evitar comer en exceso pues esto puede hacer que el nivel de glucosa suba demasiado.

Algunas personas no presentan síntomas, incluso cuando tienen la glucosa muy baja. Esto se llama insensibilidad a la hipoglucemia. Si le sucede, su médico tal vez le pida que se mida la glucosa con mayor frecuencia para identificar qué causa los episodios de glucosa baja y tratar de evitarlos. Quizá recomiende también que les pida a sus seres queridos que le informen si presenta una conducta que podría haber sido causada por un bajo nivel de glucosa en la sangre (por ejemplo, está hablando lentamente).

Tratamientos para la glucosa baja

1. Si puede, use un medidor para controlarse la glucosa (ver Control propio de la glucosa).

Si tiene un nivel de glucosa menor de 70 mg/dL (3.9 mmol/L): proceda a los pasos 2 y 3. Si no se la puede medir, proceda a los pasos 2 y 4.

2. Coma o beba algo con aproximadamente 15 gramos (1/2 oz) de carbohidratos. En la próxima página hay una lista de alimentos con 15 gramos de carbohidratos.

3. Espere 15 a 20 minutos y vuelva a medir.

- Si su nivel de glucosa sigue siendo menos de 70 mg/dL (3.9 mmol/L): repita los pasos 2 y 3. Si ya repitió los pasos 2 y 3, y todavía tiene un nivel de glucosa menor de 70 mg/dL (3.9 mmol/L), llame a su médico o haga que alguien lo lleve a la sala de emergencias dcl hospital. Es posible que necesite ayuda con el tratamiento para la glucosa baja o que otra cosa esté causando los síntomas.

- Si tiene un nivel de glucosa de 70 mg/dL (3.9 mmol/L) o superior: deje de tomar o comer los alimentos de la lista. Tal vez siga sintiendo los síntomas de glucosa baja incluso después de que le haya vuelto a subir la glucosa. Vaya al paso 4.

4. Si falta más de una hora para su próxima comida, coma un bocadillo con carbohidratos y proteína. Puede ser una rebanada de pan con mantequilla de maní con poca grasa o seis galletas con queso bajo en grasa.

COMA ALGUNO DE ESTOS ALIMENTOS CUANDO TENGA LA GLUCOSA BAJA

Tabletas o gel de glucosa (la dosis está escrita en el envase)

1/2 taza (4 onzas líquidas) (118 mL) de jugo de fruta

1/2 lata (4 onzas líquidas) (118 mL) de soda regular
   (no las que no contienen azúcar)

1 taza (8 onzas líquidas) (237 mL) de leche descremada

2 cucharadas (30 g) de pasas (40 to 50)

3 galletas Graham regulares

1 cucharada (15 g) de azúcar granulada

6 galletas de soda

1 cucharada de miel o sirope

Haga que otra persona le dé tratamiento para la glucosa baja

A veces es necesario que alguien lo ayude con el tratamiento de un nivel bajo de glucosa. Es posible que usted no note los indicios. O tal vez esté demasiado confundido debido a la glucosa baja como para darse tratamiento. Sea cual sea el motivo, enseñe con anticipación a otra persona a hacerlo.

Siempre tenga a la mano alimentos para cuando le baje la glucosa. Coloque una cajita de jugo en una gaveta de su escritorio en el trabajo o la escuela. Ponga tabletas o gel de glucosa en su bolso o el bolsillo de su abrigo y en la guantera de su auto. Informe a los demás dónde los guarda.

Si usa insulina, compre un equipo de emergencia de glucagón. Su médico puede darle una receta. El glucagón es una hormona que se produce en el páncreas. El glucagón hace que el hígado secrete glucosa en la sangre.

El equipo de glucagón viene con una jeringa de glucagón e instrucciones para su uso. Siempre tenga el equipo a la mano. Dígales a sus familiares, amigos y compañeros de trabajo dónde lo guarda. Usted o algún miembro de su equipo de atención médica puede enseñarles a otros cómo usarlo.

Si puede tragar:

1. Pida que alguien le traiga algo de comer o beber con carbohidratos (azúcar).

Si no puede tragar o si se desmaya:

1. Haga que alguien le inyecte glucagón en la parte delantera del muslo o el músculo del hombro.
2. Haga que alguien lo ponga de costado. Esto evitará que se atore si el glucagón le provoca vómitos. (Algunas personas sienten náuseas después de usar glucagón.)
3. Una vez que esté alerta, coma un bocadillo de carbohidratos que no le afecte el estómago. Pruebe seis galletas de soda. Luego coma algún bocadillo con proteína, como una tajada de pechuga de pavo o queso con poca grasa.
4. Mídase la glucosa en la sangre cada 30 a 60 minutos para asegurarse de que no le vuelva a bajar la glucosa.

Si no puede tragar y no hay glucagón disponible o
si no puede tragar y nadie sabe usar el glucagón

1. Haga que alguien llame al 911 para pedir una ambulancia.

Glucosa en la sangre

El cuerpo convierte en glucosa los alimentos que se consumen. La glucosa es un tipo de carbohidrato o azúcar. La glucosa se traslada de la sangre a las células. Las células usan la glucosa como fuente de energía. Para entrar a las células, la glucosa necesita la ayuda de la insulina.

Las personas con diabetes tienen un problema con la insulina. A veces no hay insulina (ver Diabetes tipo 1). Otras veces la insulina está presente, pero el nivel no es adecuado, y el cuerpo tiene dificultad para usarla (ver Diabetes tipo 2).

Cuando la insulina no puede cumplir con su función, la glucosa no puede ingresar a las células. En vez, la glucosa se acumula en la sangre. La cantidad de glucosa en la sangre es lo que se denomina su nivel de glucosa en la sangre. Por lo general se mide y reporta en miligramos por decilitro (mg/dL) o milimoles por litro (mmol/L).

El exceso de glucosa en la sangre se llama hiperglucemia o glucosa alta. Un nivel demasiado bajo de glucosa en la sangre se llama hipoglucemia o glucosa baja. Un nivel excesivamente alto o bajo de glucosa en la sangre puede hacer que se sienta enfermo y causar daños en el cuerpo (ver Glucosa alta; Glucosa baja).

Para sentirse bien y permanecer saludable, trate de evitar tener un nivel alto o bajo de glucosa y trate de mantenerlo dentro de los límites que le indica su médico o instructor sobre la diabetes. Ver el cuadro en la próxima página.

Mantener la glucosa dentro de los límites deseados y evitar los altibajos requiere cierto esfuerzo. Lo puede hacer si mantiene un buen equilibrio entre la alimentación, actividad física y medicamentos para la diabetes o insulina. Una de las mejores herramientas es un medidor de glucosa en la sangre. Para el éxito, se aconseja:

Alimentos

- Siga su plan alimentario (ver Planificación de comidas).
- Incluya bocadillos en su plan alimentario si el proveedor de servicios médicos para el control de la diabetes o nutricionista lo recomienda.
- Trate de comer tres comidas al día y que pasen por lo menos 4 horas entre una y otra.
- No se salte comidas o meriendas ni las retrase.
- Si varía la cantidad de alimentos que come de un día a otro, es importante hablar de esto con su equipo de atención médica, ya que puede haber necesidad de modificar la dosis de algunos medicamentos o insulina.
- Si usa insulina, pídale al proveedor de servicios médicos para el control de la diabetes que le enseñe cómo modificar la dosis cuando quiere comer más o menos de lo normal.

Actividad física

- Siga su programa de ejercicio.
- Si usa insulina o ciertas pastillas para la diabetes (sulfonilureas, meglitinidas) y si va a hacer ejercicio durante más de 1 hora, quizá sea necesario que coma un bocadillo para evitar que le baje demasiado la glucosa. Ejemplos de bocadillos: una fruta, 1/2 taza (118 mL) de jugo, 1/2 *bagel* o un panecillo. Hable con un nutricionista o instructor sobre la diabetes sobre cuánto comer y cuándo hacerlo.
- Asegúrese de medirse el nivel de glucosa en la sangre después de hacer ejercicio. El ejercicio puede hacer que le baje la glucosa hasta 10 a 24 horas después. A algunas personas les puede subir el nivel de glucosa inmediatamente después de hacer ejercicio. Esto puede ocurrir como resultado de un programa intenso de ejercicio o una disminución excesiva de la dosis de medicamento antes del ejercicio. En esas situaciones, su médico puede ayudarlo a modificar sus medicamentos para el ejercicio.
- Si usa insulina, pregúntele a su proveedor de servicios médicos que lo ayuda a controlar la diabetes si debe modificar su dosis para hacer ejercicio.

LÍMITES RECOMENDADOS DE GLUCOSA EN LA SANGRE PARA PERSONAS CON DIABETES QUE NO ESTÁN EMBARAZADAS

Hora	Glucosa mg/dL (mmol/L)
De mañana, antes del desayuno	70–130 (3.9–7.2)
Antes de comidas	70–130 (3.9–7.2)
2 horas después de una comida	Menos de 180 (menos de 10.0)

Estos límites se basan en los controles de glucosa que usted se hace en casa (ver Control propio de la glucosa) en vez de análisis de laboratorio. Tal vez no sean los ideales para usted. Hable con su equipo de atención médica sobre cuáles deben ser sus límites.

Se recomiendan estos niveles para la mayoría de las personas con diabetes. Para algunas personas, quizá sea razonable apuntar a un nivel de glucosa de apenas 70 mg/dL (3.9 mmol/L), mientras que tal vez otras no se sientan cómodas en ningún nivel de glucosa en la sangre <100 mg/dL (5.6 mmol/L). Puede conversarlo con su médico.

Monitores continuos de glucosa

Además de los medidores de glucosa que se pueden usar para controlar el nivel de glucosa en la sangre varias veces al día, ahora hay monitores continuos de glucosa (*continuous glucose monitors* o CGM) que algunas personas con diabetes pueden usar. Estos le dan información sobre su nivel de glucosa en la sangre en todo momento. Estos dispositivos requieren que se inserte un sensor debajo de la piel que envía información sobre el nivel de glucosa en circulación a un dispositivo que muestra el resultado. El sensor transmite los resultados al dispositivo cada cierto tiempo, desde cada minuto hasta cada cinco, según la marca. Esto es beneficioso porque sabrá su nivel de glucosa en todo momento, para poder modificar su plan de tratamiento.

Averigüe con su aseguradora si cubre un dispositivo específico antes de comenzar a compararlos. Debido a la cobertura del seguro, los monitores continuos de glucosa no son ideales para todo. Además, no remplazan las pruebas constantes de glucosa en la sangre. Muchos planes de seguro todavía no cubren los CGM en el caso de personas con diabetes tipo 2, por lo que es importante averiguar con anticipación si se cubren en su caso.

Medicamentos para la diabetes o insulina

- Hay tres tipos de medicamentos para el tratamiento de personas con diabetes: pastillas, insulina e inyectables que no son insulina. Las pastillas se pueden usar en el tratamiento de personas con diabetes tipo 2. La insulina es absolutamente esencial para el tratamiento de la diabetes tipo 1 pero también es necesaria para ayudar a controlar el nivel de glucosa en la sangre de muchas personas con diabetes tipo 2. Hay dos tipos de medicamentos inyectables que no son insulina: pramlintida, que las personas con diabetes tipo 1 y tipo 2 pueden usar en combinación con insulina; incretinas, que las personas con diabetes tipo 2 pueden usar para ayudar a controlarse la glucosa. Para surtir efecto, las incretinas requieren la presencia de células que producen insulina.
- Use insulina o tome los medicamentos para la diabetes según lo indique su médico.
- Hable con su médico sobre cambios en la insulina o medicamentos para la diabetes si su nivel de glucosa en la sangre no se mantiene dentro de los límites recomendados. Tal vez sea más eficaz en su caso otra dosis, tipo de insulina o una combinación de medicamentos.
- Si usa insulina, pregúntele al proveedor de servicios médicos para el control de la diabetes en qué puntos del cuerpo es mejor inyectarla. Algunas personas notan que inyectarse la insulina en el mismo lugar y a la misma hora hace que su nivel de glucosa se mantenga más estable.
- Considere una bomba de insulina. Las bombas imitan la secreción natural de insulina mejor que las inyecciones (ver Bombas de insulina).

Control de la glucosa en la sangre

- Mídase la glucosa en la sangre con la frecuencia que lo recomiende su equipo de control de la diabetes. Su médico le dirá con qué frecuencia medirse el nivel de glucosa. Las personas que usan insulina más de dos veces al día por lo general deben medirse la glucosa por lo menos cuatro veces al día.

- Si se la mide solo una vez al día, por lo general se aconseja que varíe la hora en que se la mide para que usted y su médico puedan ver cuál es su nivel de glucosa durante el día, como también de mañana.
- Mídase la glucosa con mayor frecuencia si:
  o no se siente bien y no está seguro si su nivel de glucosa está bajo o alto
  o comió demasiado o muy poco, o probó alimentos nuevos
  o postergó o se saltó una comida o merienda
  o está enfermo
  o tiene mucho estrés
  o no usó insulina o los medicamentos para la diabetes
  o usó demasiada insulina
  o tomó un exceso de medicamentos para la diabetes
  o no hizo el nivel acostumbrado de ejercicio
  o hizo ejercicio más intenso o durante más tiempo

Insulina

La insulina es una hormona que ayuda a que la glucosa ingrese en las células del cuerpo. Las células usan glucosa como fuente de energía. El páncreas, que está detrás del estómago, produce la insulina.

Si usted tiene diabetes tipo 1, el páncreas ya no produce insulina o solo produce una cantidad mínima. Por eso necesita usar insulina.

Si usted tiene diabetes tipo 2, es posible que el páncreas siga produciendo insulina. Pero no produce suficiente, la insulina no surte suficiente efecto en el cuerpo o ambos. Es posible que necesite tomar pastillas para la diabetes o tenga que usar insulina. Recuerde que tomar insulina no significa que está realizando un mal control de la diabetes. Algunas personas hacen todo lo indicado y de todos modos, su cuerpo necesita la ayuda adicional que la insulina ofrece.

Acción de la insulina

La acción de la insulina tiene tres partes: inicio, pico y duración. Inicio es cuánto toma la insulina para comenzar a surtir efecto. Pico es cuando la insulina está surtiendo mayor efecto. Duración es cuánto tiempo surte efecto la insulina.

Se indica el tiempo de inicio, pico y duración en el recuadro a continuación. El principal motivo de estos rangos es que la insulina puede surtir efecto más lenta o rápidamente en usted que en otra persona.

ACCIÓN DE LA INSULINA

Tipo	Inicio	Pico	Duración de efectos	Duración máxima
Aspart	5 min	1 h	2–4 h	4–6 h
Lispro	5 min	1 h	2–4 h	4–6 h
Glulisina	5 min	1 h	2–4 h	4–6 h
Regular	30 min–1 h	2–3 h	3–6 h	6–10 h
NPH	2–4 h	4–10 h	10–16 h	14–18 h
Glargina	3–5 h	No tiene pico	24 h	24 h
Detemir	3–5 h	No tiene pico	24 h	24 h

Potencia de la insulina

Los diferentes tipos de insulina vienen disueltos en líquidos. La mayoría de personas usan insulina U-100. Esto significa que hay 100 unidades de insulina por mililitro de líquido. Si se inyecta insulina, es importante que use la jeringa correspondiente a la potencia de la insulina. Por ejemplo, si usa insulina U-100, use una jeringa U-100. Esto puede dificultarse si viaja fuera de Estados Unidos.

Almacenamiento de la insulina

Los productores de insulina aconsejan guardar la insulina en el refrigerador antes de abrirla. No meta la insulina al congelador ni la deje expuesta al sol. Las temperaturas extremas y el exceso de luz solar pueden dañar la insulina. Se puede guardar de manera segura a temperatura ambiente hasta un mes y, en el refrigerador, hasta la fecha de vencimiento en el frasco. Un frasco de insulina puede durar más de 30 días (por ejemplo, si usted solo usa 15 unidades al día, el frasco alcanza para dos meses). Sin embargo, una vez que lo abra, lo debe guardar en el refrigerador durante el tiempo de uso y solo debe usar un frasco 28 días.

Uso seguro de insulina

Fíjese en la fecha de vencimiento antes de abrir la insulina. Si se ha vencido, no use la insulina. Si todavía no se ha vencido, fíjese bien en la insulina en el frasco. En el caso de la insulina aspart, lispro, glargina o regular, debe ser trasparente, sin partículas ni color. En el caso de la insulina NPH, debe ser turbia pero no debe tener partículas ni cristales.

Si la insulina no tiene la apariencia indicada, devuelva el frasco sin abrir de insulina al lugar donde la compró para que la cambien o le rembolsen su dinero.

Terapia con insulina

Su médico lo ayudará a planear qué insulina debe usar, en qué cantidad y cuándo hacerlo. Es importante que siga el plan al pie de la letra. Su plan puede ser estándar o intensivo.

Con la terapia estándar se inyecta la misma dosis de insulina una o dos veces al día a la misma hora. Es común ponerse una inyección de mañana y otra de noche.

Tal vez la terapia estándar le surta efecto o no le baje la glucosa lo suficiente. Pero usualmente, no tendrá altibajos marcados de glucosa.

Con la terapia intensiva, se inyectará insulina tres o más veces al día o usará una bomba de insulina. Usted cambia su dosis de insulina según los resultados que obtiene al medirse la glucosa, cuánto planea comer o qué ejercicios o actividades va a hacer.

El propósito de la terapia intensiva es mantener su nivel de glucosa muy cerca de lo normal. Ya que mantiene un nivel más bajo de glucosa, la probabilidad de hipoglucemia grave es mayor. Es posible que aumente de peso también.

Hable con su equipo de atención médica sobre cuál terapia de insulina es mejor para usted. La mejor terapia es la que ayuda a mantener el nivel recomendado de glucosa en la sangre y en la prueba de A1C.

Inyecciones de insulina

La insulina no viene en pastillas. Se digeriría como los alimentos antes de que surtiera efecto. Es necesario inyectar la insulina debajo de la piel para que surta efecto. Las inyecciones debajo de la piel son mucho menos dolorosas que las inyecciones en el músculo. Además, si se inyecta en el músculo, la insulina no tendría el efecto deseado. En general tendría un efecto demasiado rápido. Ahora se puede administrar insulina de varias maneras: con jeringas, inyectores y bombas, entre otras.

Dónde inyectarse insulina

Cuando escoja dónde inyectarse insulina, tenga en cuenta el área y punto. Las áreas son las partes del cuerpo adecuadas para inyectarse insulina. Cuatro áreas adecuadas son:

1. El abdomen (en cualquier parte excepto a menos de 2 pulgadas del ombligo)
2. La parte superior de los brazos (parte exterior)
3. Nalgas (en cualquier parte)
4. Muslos (partes delanteras y laterales externas, no la parte interior ni arriba de la rodilla), pero solo si tiene grasa en los muslos. Algunos hombres quizá no tengan suficiente grasa para inyectarse allí.

Estas áreas absorben insulina a diferente velocidad. El abdomen absorbe insulina más rápido, seguido por los brazos, las nalgas y los muslos. Usar los músculos alrededor del área donde acaba de inyectarse también puede aumentar la tasa de absorción. Quizá prefiera inyectarse insulina en la misma área para saber qué efecto tendrá. O tal vez escoja el área según la velocidad con la que desee que la insulina comience a surtir efecto.

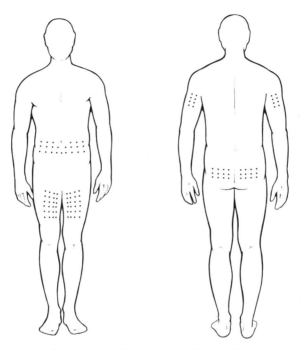

Puntos para inyecciones de insulina

Un plan es inyectarse las dosis de insulina del desayuno y almuerzo en los brazos y el abdomen (las áreas de más rápida absorción) e inyectarse las dosis de la cena y la hora de acostarse cn las nalgas y muslos (las áreas de más lenta absorción). El instructor de diabetes le puede sugerir otro plan. Sea cual sea el plan que escoja, esté al tanto de cómo responde su organismo midiéndose la glucosa y anotando los resultados.

Ahora imagínese que en cada área hay dos círculos a una pulgada de distancia. Cada círculo es un punto. El número de puntos que tiene depende del tamaño de su cuerpo. Cuanto más grande el cuerpo, más puntos tiene en cada área.

En cada área, lo mejor es cambiar el punto de cada inyección. Esto se llama rotación de puntos. Para rotar puntos, se usa un círculo diferente con cada inyección hasta que se usen todos los círculos. Luego comienza de nuevo. Si se pone todas las inyecciones en el mismo punto, puede causar daño en el tejido debajo de la piel. También puede hacer que las células de grasa del área aumenten de tamaño, lo que alteraría la absorción de la insulina en ese punto.

Cómo inyectarse insulina

Debe reunirse con su médico o instructor de diabetes antes de su primera inyección para aprender cómo inyectarse insulina debidamente. Esto ayudará a que se sienta menos nervioso y que tenga la seguridad de estar inyectándose correctamente.

1. Lávese las manos con agua y jabón. Séquelas.
2. Limpie el punto.
3. Limpie la parte superior del frasco de insulina con alcohol isopropílico al 70% (alcohol tópico).
4. Ruede delicadamente el frasco entre las manos para mezclar la insulina. (Solo es necesario hacerlo con la insulina NPH.) No sacuda el frasco.
5. Haga que la jeringa absorba aire. Pare en la marca de la dosis deseada de insulina. Inyecte el aire al frasco. Esto evita que se forme un vacío.
6. Ponga el frasco boca abajo. Extraiga insulina con la jeringa. Pare en la marca del número deseado de unidades. Cuando esté mezclando diferentes tipos de insulina, inyecte aire en cada frasco y extraiga primero la insulina de acción más rápida.
7. Fíjese que no haya burbujas de aire. Si las hay, con el dedo índice dele un par de golpecitos a la jeringa en posición vertical para eliminarlas.
8. Agarre delicadamente un doblez de piel con el pulgar y el índice.
9. Introduzca la aguja en la piel con un ángulo de 90 grados. Si la persona es delgada, quizá tenga que introducir la aguja en un ángulo de 45 grados para no tocar músculo.
10. Una vez insertada la aguja, apriete el émbolo para inyectar la insulina.
11. Saque la aguja.

Cómo hacer que las inyecciones sean menos dolorosas

Las jeringas para inyectar insulina tienen agujas muy delgadas con un recubrimiento resbaladizo para que entren fácilmente. La mayoría de personas notan que las inyecciones de insulina duelen muy poco si se ponen debidamente.

- Inyecte la insulina a temperatura ambiente. Usar insulina fría inmediatamente después de sacarla del refrigerador puede causar más dolor.

- Asegúrese de que no haya burbujas de aire en la jeringa antes de inyectar la insulina.
- Relaje los músculos del área.
- Introduzca la aguja rápidamente en la piel.
- Meta y saque la aguja en la misma dirección.
- Solo use agujas con filo.

Cómo reusar jeringas

Los fabricantes de jeringas desechables recomiendan que las use una sola vez. Los fabricantes no pueden garantizar que la jeringa permanezca estéril. Si quiere usar las jeringas más de una vez, pregúntele primero a su médico. Muchos médicos no tienen ningún problema con el uso de una aguja al día, incluso si son necesarias varias inyecciones diarias.

- Ponga la aguja en la funda cada vez que la use para mantenerla limpia.
- No deje que la aguja toque nada que no sea la piel limpia y la tapa del frasco de insulina.
- Guarde la jeringa usada a temperatura ambiente.
- Deje de usar la jeringa cuando la aguja pierda filo, se doble o entre en contacto con cualquier superficie que no sea la piel o la tapa del frasco de insulina.
- No trate de limpiar la aguja con alcohol. El alcohol puede disolver el recubrimiento resbaladizo que hace que las inyecciones sean menos dolorosas.
- Esté pendiente de cualquier infección en el punto de inyección.

Cómo desechar jeringas

La mejor manera de desechar jeringas y agujas es colocarlas en un recipiente de plástico fuerte o metal que no se pueda pinchar y con una tapa que se enrosque u otro tipo que se pueda cerrar bien antes de echarlo a la basura.

Otra manera de desechar agujas es con un dispositivo que corta la punta de las agujas, las recolecta y guarda en un compartimento cerrado.

Algunos estados requieren que destruya las jeringas y agujas utilizadas para inyectar insulina. Pero tenga cuidado si mete la aguja en su funda o si esta se dobla o rompe, pues usted u otra persona se puede pinchar con ella.

Es posible que donde vive haya reglas especiales para desechar jeringas y agujas. La compañía local de recolección de basura o la agencia municipal encargada de la basura le puede decir qué método cumple con las reglas.

Inyectores de insulina

Los inyectores de insulina se han vuelto muy populares y comunes en años recientes. Un inyector de insulina es un pequeño dispositivo que se parece a una pluma fuente y tiene dentro cartuchos de insulina. En la mayoría de los inyectores se usa un dial para indicar la dosis de insulina. Algunos inyectores de insulina contienen un cartucho de insulina que se inserta en el inyector. Algunos ya contienen insulina y se desechan después de que se usa toda la insulina. Se indica en el dial del inyector la dosis de insulina y luego se inyecta la insulina con una aguja, de manera muy parecida a las jeringas. Los cartuchos y los inyectores que ya vienen con insulina solo contienen un tipo de insulina. Si usa dos tipos de insulina, debe ponerse dos inyecciones con el inyector.

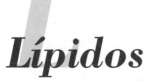

Lípidos

Lípido es otra palabra para grasa en la sangre. Las grasas son parte de toda célula del cuerpo. Entre las grasas están el colesterol y los triglicéridos. El cuerpo produce colesterol y triglicéridos. Usted también obtiene colesterol de los alimentos derivados de animales que consume.

El cuerpo usa el colesterol para construir las paredes de las células y para producir ciertas vitaminas y hormonas. El cuerpo usa los triglicéridos para almacenar grasa. La grasa almacenada lo mantiene abrigado, protege los órganos del cuerpo y sirve de reserva de energía.

El colesterol y los triglicéridos recorren el cuerpo por la sangre. Estos dos tipos de grasas solo se desplazan si los trasportan las lipoproteínas ("lipo" quiere decir grasa), motivo por el cual se llaman lípidos. Los tres tipos de lípidos son:

1. Lipoproteína de muy baja densidad (VLDL por su sigla en inglés). La VLDL trasporta triglicéridos, colesterol y otras grasas. La VLDL deja triglicéridos y otras grasas en el tejido de grasa. La VLDL luego se convierte en lipoproteína de baja densidad.
2. Lipoproteína de baja densidad (LDL por su sigla en inglés). La LDL lleva el colesterol a las partes del cuerpo que lo necesitan. En el camino, el colesterol LDL se puede adherir a las paredes de los vasos sanguíneos. El colesterol en las paredes de los vasos sanguíneos puede resultar en aterosclerosis o endurecimiento de las arterias. Cuanto menos LDL tenga en la sangre, mejor.
3. La lipoproteína de alta densidad (HDL por su sigla en inglés). La HDL saca el colesterol de las paredes de los vasos sanguíneos y lo lleva al hígado. El hígado procesa el colesterol y lo saca del cuerpo. Cuanto más HDL tiene en la sangre, mejor.

Las personas con diabetes a menudo tienen alto nivel de LDL y VLDL, y bajo nivel de HDL. Un nivel anormal de lípidos en la sangre lo pone en peligro de enfermedades del corazón, ataques al corazón y derrames. Si quiere reducir el riesgo, primero averigüe su nivel de lípidos.

NIVEL MÁS SALUDABLE DE LÍPIDOS

- Colesterol total de menos de 200 mg/dL (5.2 mmol/L)
- Colesterol LDL de menos de 100 mg/dL (2.6 mmol/L)
- Colesterol HDL de más de 40 mg/dL (1.0 mmol/L) en el caso de hombres y más de 50 mg/dL (1.3 mmol/L) en el caso de mujeres
- Triglicéridos de menos de 150 mg/dL (1.7 mmol/L)

Si sus niveles de lípidos son similares a estos, ¡fabuloso! Si sus niveles de lípidos son otros, pruebe tomar las siguientes medidas.

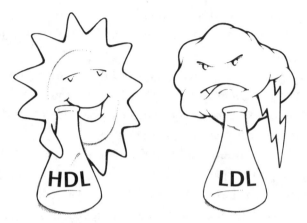

Cómo mejorar sus niveles de lípidos

- Primero, contrólese la diabetes. Controlarse la diabetes significa mantener la glucosa en la sangre dentro de los límites que fije su médico. Cuando la diabetes está fuera de control, es más difícil mejorar el nivel de lípidos.

- Baje de peso si debe hacerlo. El peso adicional dificulta el control de la glucosa en la sangre y puede aumentar el LDL y los triglicéridos. Además, perder peso aumenta su colesterol HDL, el bueno.

- Reduzca su consumo de grasa saturada (ver Alimentación saludable). El hígado usa la grasa que usted come para producir VLDL. Cuanto más grasa consume, más VLDL produce el hígado. Cuanto más VLDL, más colesterol LDL o malo.

- Sustituya las grasas saturadas (mantequilla, manteca) por grasas monoinsaturadas (aceite de oliva y canola). Las grasas saturadas elevan el LDL y el nivel total de colesterol. Las grasas monoinsaturadas los bajan.

- No consuma alimentos que contienen grasa trans.

- Coma menos alimentos con un alto nivel de colesterol. Entre los alimentos con mucho colesterol están las vísceras como el hígado y las yemas de huevo. Si ahora come huevos todos los días, trate de limitarse a tres o cuatro por semana. También puede probar usar solo la clara de huevo o sustitutos de huevo.

- Coma más alimentos con alto contenido de fibra. La fibra soluble ayuda a eliminar el colesterol del cuerpo. La avena, las menestras, las arvejas, la fruta fresca y el arroz integral son muy buenas opciones.

- Salga a caminar. El ejercicio aeróbico, como caminar a paso ligero, trotar, nadar y esquiar, le aumenta el colesterol HDL o bueno. Encuentre el tipo de ejercicio que disfruta.
- Si fuma, deje de hacerlo o fume menos. Fumar le reduce el colesterol HDL o bueno.
- Tome los medicamentos que le recete el médico.

Hágase análisis de lípidos por lo menos una vez al año o con más frecuencia si su médico lo recomienda.

Medicamentos orales para la diabetes

En este momento, los medicamentos orales para la diabetes son pastillas para la diabetes que ayudan a las personas con diabetes tipo 2 a controlarse el nivel de glucosa. No son insulina. (Sin embargo, siempre se crean nuevos tipos de medicamentos orales). Los médicos pueden recetarles pastillas para la diabetes a personas que no pueden mantener su nivel de glucosa dentro de límites seguros comiendo sano y haciendo ejercicio.

Ahora hay siete tipos de pastillas para la diabetes en Estados Unidos: sulfonilureas, biguanidas, inhibidores de alfaglucosidasa, tiazolidinedionas, meglitinidas, inhibidores de DPP-4 e inhibidores de SGLT2.

Sulfonilureas

El primer tipo de pastillas para la diabetes son las sulfonilureas. Los medicamentos de este tipo incluyen glimepirida (Amaryl) y glipizida (Glucotrol y Glucotrol XL). La gliburida (Diabeta, Glynase PresTab, Micronase) también se usa comúnmente.

Las sulfonilureas hacen que las células beta secreten un poco más de insulina con cualquier nivel de glucosa (siempre que las células beta en el páncreas aún puedan producir insulina). Además, es posible que impidan que el hígado secrete la glucosa almacenada en la sangre. Todo esto reduce la glucosa.

POSIBLES EFECTOS SECUNDARIOS DE LAS SULFONILUREAS

- Hipoglucemia (ver Glucosa baja)
- Una reacción de la piel: picazón, urticaria, erupción, sensibilidad al sol
- Aumento de peso

Avísele a su médico de cualquier efecto secundario posible que note después de comenzar a tomar sulfonilureas. No tome sulfonilureas si está embarazada o está muy enfermo del hígado o los riñones. Los pacientes con una historia de alergia a sulfonilureas deben usarla con cautela.

Biguanidas

El segundo tipo de pastillas para la diabetes son las biguanidas. La metformina (Glucophage) es la única biguanida que está disponible actualmente en Estados Unidos. Las biguanidas hacen que el hígado secrete más lentamente la glucosa almacenada. También ayudan al cuerpo a responder a la insulina. Esto mantiene el nivel de glucosa más estable.

Las biguanidas pueden causar acidosis láctica, y el riesgo es más alto en personas con un caso grave de insuficiencia cardiaca o enfermedad de riñones o hígado. La acidosis láctica es una acumulación de ácido en la sangre que pone la vida en peligro. No tome biguanidas si tiene una enfermedad del corazón, riñones o hígado, o cuando se haga una radiografía con colorante. Los pacientes que usan colorante para radiografías u otras pruebas de radiología tienen un riesgo más alto de daño en los riñones a corto plazo, o sea que deben proceder con cautela también en este caso.

POSIBLES EFECTOS SECUNDARIOS DE LAS BIGUANIDAS

- Náuseas
- Hinchazón
- Cólicos
- Diarrea
- Pérdida del apetito

Estos efectos secundarios se pueden minimizar al comenzar con una dosis baja y tomar el medicamento con alimentos.

Inhibidores de alfaglucosidasa

El tercer tipo de pastillas para la diabetes son los inhibidores de alfaglucosidasa. Los dos medicamentos de este tipo que están disponibles actualmente son acarbosa (Precose) y miglitol (Glyset).

Los inhibidores de alfaglucosidasa hacen que los intestinos tarden más en convertir carbohidratos complejos en carbohidratos simples como glucosa. Esto retrasa la absorción de glucosa después de las comidas para que el nivel de glucosa permanezca más estable, con menos altibajos. Estos agentes son particularmente útiles para atenuar el marcado aumento de glucosa que puede ocurrir después de las comidas.

POSIBLES EFECTOS SECUNDARIOS DE LOS INHIBIDORES DE ALFAGLUCOSIDASA

- Gases
- Hinchazón
- Diarrea

Estos efectos secundarios son muy comunes y ocurren en 40–70% de los pacientes que comienzan a tomar estos medicamentos. Pueden minimizarse al comenzar con una dosis baja e ir aumentando la dosis muy lentamente. Quienes tienen enfermedades gastrointestinales en general no deben tomar inhibidores de alfaglucosidasa.

Tiazolidinedionas

El cuarto tipo de pastillas para la diabetes son las tiazolidinedionas. Este tipo incluye el hidrocloruro de pioglitazona (Actos) y la rosiglitazona (Avandia). Estos medicamentos hacen que las células de los músculos sean más sensibles a la insulina. También pueden reducir la secreción de glucosa almacenada en el hígado.

POSIBLES EFECTOS SECUNDARIOS DE LAS TIAZOLIDINEDIONAS

- Aumento de peso
- Edema
- Insuficiencia cardiaca

SÍNTOMAS DE INSUFICIENCIA CARDIACA

- Náuseas
- Vómitos
- Dolor abdominal
- Fatiga
- Pérdida del apetito
- Orina oscura
- Ictericia

Llame a su médico de inmediato si tiene cualquiera de los síntomas de insuficiencia cardiaca. No use tiazolidinedionas si está embarazada, tiene enfermedad del hígado o insuficiencia cardiaca.

Meglitinidas

El quinto tipo de pastillas para la diabetes son las meglitinidas. La repaglinida (Prandin) y Starlix (nateglinida) son las únicas meglitinidas actualmente disponibles en Estados Unidos. Como las sulfonilureas, las meglitinidas hacen que el cuerpo secrete más de su propia insulina. Esto baja la glucosa en la sangre. A diferencia de las sulfonilureas, las meglitinidas surten efecto muy rápido y se deben tomar justo antes de las comidas. Esto impide que el nivel de glucosa suba demasiado después de las comidas y reduce ligeramente el riesgo de hipoglucemia en comparación con las sulfonilureas de acción prolongada.

POSIBLES EFECTOS SECUNDARIOS DE LAS MEGLITINIDAS

- Hipoglucemia
- Dolor de cabeza
- Náuseas
- Infección de las vías respiratorias superiores
- Inflamación nasal y de los senos nasales
- Bronquitis
- Dolor de espalda
- Dolor en las articulaciones
- Aumento de peso

Usted puede reducir el riesgo de que le baje la glucosa si siempre toma el medicamento con alimentos.

Inhibidores de DPP-4

El sexto tipo de pastillas para la diabetes son los inhibidores de DPP-4. La sitagliptina (Januvia), saxagliptina (Onglyza), linagliptina (Tradjenta o Trajenta) y alogliptina (Nesina) actualmente son los únicos inhibidores de DPP-4 en Estados Unidos. Los inhibidores de DPP-4 inhiben la conversión de GLP-1 y otros péptidos bioactivos en los intestinos. El resultado es mayor secreción de insulina y supresión de la secreción de glucagón. Estos medicamentos generalmente no afectan el apetito, y se considera que no tienen efecto en el peso.

POSIBLES EFECTOS SECUNDARIOS DE LOS INHIBIDORES DE DPP-4

- Reacciones alérgicas
- Síntomas de resfrío
- Dolor de garganta
- Malestar estomacal
- Dolor de cabeza

Inhibidores de SGLT-2

El sétimo tipo de pastillas para la diabetes son los inhibidores de SGLT-2, canagliflozina, dapagliflozina y empagliflozina. Estos agentes surten efecto inhibiendo la reabsorción de glucosa en los riñones, lo que hace que se elimine más glucosa en la orina. Debido a que el exceso de glucosa solo pasa a los riñones cuando el nivel de glucosa es significativamente más alto, estos agentes no están asociados con hipoglucemia significativa cuando se usan como la única terapia.

POSIBLES EFECTOS SECUNDARIOS DE LOS INHIBIDORES DE SGLT-2

- Náusea leve
- Infecciones genitales y urinarias (principalmente vaginosis fúngica en mujeres)

Componente parcial del plan de cuidado de la diabetes

Las pastillas para la diabetes no remplazan el ejercicio ni una alimentación saludable, sino que van de la mano. De hecho, si no cumple con su plan alimentario y ejercicio, las pastillas para la diabetes tal vez no surtan efecto.

A veces las pastillas para la diabetes son eficaces por un tiempo y luego dejan de surtir efecto. Con frecuencia esto sucede después de varios años. Si las pastillas dejan de surtir efecto, es posible que el médico le recete otra pastilla, dos o tres tipos diferentes de pastillas, una pastilla e insulina o solo insulina. Usted y su equipo de atención médica deben colaborar para encontrar el mejor tratamiento para usted.

Médico

El médico de la diabetes puede ser un internista, médico de cabecera, endocrinólogo o diabetólogo. Un endocrinólogo es un médico con capacitación especial y diplomado en el tratamiento de enfermedades relacionadas a las hormonas, como la diabetes. Un diabetólogo es un médico con particular interés en la diabetes. Muchas personas van a un enfermero practicante o auxiliar de médico para atenderse la diabetes.

El tipo del proveedor de servicios médicos para el control de la diabetes no es tan importante como el tipo de atención que recibe. Cada año, la Asociación Americana de la Diabetes publica directrices que muchos médicos usan para ayudarlos a atender a sus pacientes con diabetes. Dígale a su médico que se publican en las *Recomendaciones de Práctica Clínica* (*Clinical Practice Recommendations*), un suplemento anual al número de enero de la revista profesional *Diabetes Care*.

Las directrices también pueden ayudarlo. Le indican qué puede esperar de su médico. De esa manera puede fijarse si su médico lo está atendiendo de la mejor manera. Estos son algunos ejemplos de los asuntos mencionados en las directrices.

Primera cita

Durante su primera cita con un médico nuevo que le dará tratamiento para la diabetes, pídale al médico que lo ayude a formar un equipo de atención médica (ver Equipo de atención médica). Abajo se enumeran preguntas que posiblemente le hagan durante la primera cita con su médico u otro miembro del equipo de atención médica:

- ¿Cuándo se enteró de que tiene diabetes?
- ¿Cuáles fueron sus resultados de glucosa u otros análisis al momento del diagnóstico?

- ¿Quiénes en su familia también tienen diabetes?
- ¿Cuál es su tratamiento para la diabetes?
- ¿Qué tipo de alimentación tiene y cuándo come?
- ¿Con qué frecuencia hace ejercicio y con qué intensidad?
- ¿Ha subido o bajado de peso?
- ¿Fuma?
- ¿Tiene la presión alta?
- ¿Tiene el colesterol alto?
- ¿Se hace la prueba de cetona en la orina? Si es así, ¿cuándo se la hizo y cuáles fueron los resultados?
- ¿Alguna vez ha tenido un incidente de glucosa baja? Si es así, ¿con qué frecuencia ocurre y qué tipo de síntomas tiene?
- ¿Alguna vez ha tenido un incidente serio de glucosa baja (que requirió que lo ayude alguien)?
- ¿Qué infecciones ha tenido?
- ¿Tiene complicaciones relacionadas con la diabetes (de los ojos, riñones, nervios, corazón, derrame o enfermedad vascular periférica)?
- ¿Qué tratamientos le han hecho?
- ¿Qué medicamentos está tomando?
- ¿Qué otros problemas médicos ha tenido?
- ¿Tuvo problemas durante el embarazo (si es el caso)?

Citas futuras

Su médico le dirá cuándo hacerse otro chequeo. Quizá quiera verlo de dos a cuatro veces al año.

Si usa insulina o está teniendo dificultad para alcanzar sus objetivos de glucosa en la sangre, es posible que su médico quiera verlo cuatro veces o más al año.

Si tiene complicaciones o si comienza a hacer algo nuevo como parte de su plan de cuidado de la diabetes, tal vez su médico quiera verlo con más frecuencia.

EXAMEN

El proveedor de servicios médicos para el control de la diabetes también lo examinará. El examen incluirá lo siguiente:

- Determinar su estatura, peso y presión
- Examinarle los ojos y preguntarle sobre problemas de los ojos
- Examinarle la boca y preguntarle sobre problemas dentales
- Palparle el cuello para revisarle la glándula tiroides y hacerle pruebas si es necesario
- Escucharle el corazón con el estetoscopio
- Palparle el abdomen para revisarle el hígado y otros órganos
- Examinarle los pies desnudos
- Determinar si tiene sensibilidad a las vibraciones y cuando le toca los pies delicadamente
- Medirle el pulso en los pies
- Examinarle la piel
- Medirle los reflejos
- Tomarle el pulso
- Solicitarle muestras de sangre y orina para análisis

Cuando vuelva, vaya preparado, porque su médico u otros miembros de su equipo de atención médica:

- le pedirán ver sus notas sobre su nivel de glucosa
- le preguntarán si le ha subido o bajado la glucosa demasiado
- le preguntarán sobre síntomas que puedan indicar que tiene alguna complicación
- le preguntarán si ha tenido alguna enfermedad desde su última cita
- le preguntarán qué medicamentos está tomando
- le preguntarán si ha tenido problemas con su plan
- lo pesarán y le tomarán la presión

- le examinarán los ojos
- le examinarán los pies desnudos
- le pedirán sangre para una prueba de A1C
- le solicitarán una prueba de orina (solo una vez al año)
- le solicitarán pruebas de función renal (solo una vez al año)
- le solicitarán pruebas del nivel de grasa en la sangre (colesterol)
- examinarán su plan para ver si ha cumplido con sus objetivos
- hablarán de cambios en su plan si concuerdan en que es necesario hacer cambios

Nutrición

Nutrición significa consumir nutrientes —proteínas, carbohidratos, grasas, vitaminas y minerales— en sus alimentos y bebidas. Lo que usted come y bebe afecta su nivel de glucosa y su peso.

La Asociación Americana de la Diabetes tiene directrices nutricionales para las personas con diabetes. Muchas de estas directrices son las mismas para las personas sin diabetes.

Calorías

La Asociación Americana de la Diabetes recomienda que usted y su equipo de atención médica decidan cuántas calorías debe consumir al día para alcanzar o mantener un peso saludable.

Recuerde, la grasa tiene más del doble de las calorías que los carbohidratos o proteínas. Un gramo de carbohidratos tiene 4 calorías. Un gramo de proteína también tiene 4 calorías. Un gramo de grasa tiene 9 calorías. Usted y su equipo de servicios médicos deben adaptar su plan alimentario a sus necesidades nutricionales.

Carbohidratos

La Asociación Americana de la Diabetes recomienda que usted y su equipo de atención médica decidan cuántos carbohidratos debe comer al día. Los carbohidratos incluyen los azúcares, la fibra y los almidones (ver Alimentación saludable, pág. 3).

Grasas

Limite las grasas trans lo más posible, que su consumo de grasa saturada sea menos de 10% del total de calorías, y consuma mayormente grasa saludable o "buena".

Las personas con diabetes tienen un riesgo más alto que el promedio de tener un ataque al corazón o derrame. Debido a su conexión con el riesgo de enfermedades del corazón, se debe limitar la cantidad de grasa saturada y trans en los planes de alimentación. A veces, se llama "grasas malas" a la grasa trans y las grasas saturadas.

Las "grasas buenas" incluyen las monoinsaturadas y poliinsaturadas, y pueden promover la salud del corazón. En la medida posible, los planes de alimentación incluyen estas más que las "grasas malas".

Colesterol

La Asociación Americana de la Diabetes recomienda que las personas con diabetes traten de consumir menos de 300 miligramos de colesterol al día.

Fibra

La Asociación Americana de la Diabetes recomienda que las mujeres consuman aproximadamente 25 gramos de fibra al día y los hombres, unos 38 gramos de fibra al día. Esta recomendación es la misma para quienes tienen o no diabetes.

Sodio

La recomendación para la población general de reducir sodio a menos de 2,300 mg/día también es apropiada para las personas con diabetes. Quienes tienen diabetes e hipertensión deben reducir su consumo de sodio incluso más, de manera individualizada.

Sustitución de azúcar

Hay seis endulzantes no nutricionales o con pocas calorías que han reci- bido aprobación de FDA en el proceso de aditivos a los alimentos, y un grupo más reciente de endulzantes a base de estevia que han recibido aprobación de FDA por medio de otro proceso denominado "general- mente reconocido como seguro" (*Generally Recognized as Safe* o GRAS). Se ha sometido a todos estos endulzantes a investigación prolongada y se ha demostrado que no son peligrosos para nadie, incluidas las personas con diabetes y embarazadas.

Los endulzantes sin calorías aprobados como aditivos a los alimentos son: aspartame (Nutrasweet, Equal), sacarina (Sweet'N Low, Sprinkle Sweet, Sweet-10, Sugar Twin), acesulfamo de potasio (Sweet One, Sunette), sucralosa (Splenda), advantame y neotame.

El grupo más reciente de endulzantes sin calorías que ha recibido aprobación del programa GRAS de FDA es estevia (rebaudiósido A [Reb A o rebaudiana]). Ahora hay unos cuantos endulzantes muy purifi- cados a base de estevia y se usan tanto como endulzante de mesa como en la producción de alimentos y bebidas. Sus marcas son: PureVia, Sun Crystals, Stevia in the Raw y Truvia. Se tiene previsto que se comerciali- cen más productos a base de estevia en el futuro.

Nutricionista

Un nutricionista o dietista es un experto en alimentos y nutrición. Los alimentos son un aspecto clave del cuidado de la diabetes. Un nutricio- nista puede ayudarlo a determinar qué debe comer en base a su peso, estilo de vida, las pastillas que toma para la diabetes o la insulina que usa, además de sus objetivos de salud. Los nutricionistas pueden enseñarle muchas cosas beneficiosas, como:

- crear y usar un plan alimentario
- incluir sus alimentos preferidos en su plan alimentario

- hacer selecciones sensatas cuando va al supermercado
- hacer selecciones sensatas de los menús de restaurantes
- hacer cambios en recetas poco saludables para que sean más saludables
- encontrar libros de cocina y guías de alimentos saludables
- averiguar de qué manera los alimentos que come pueden afectar su nivel de glucosa en la sangre
- darse gustos cuando tiene un bajo nivel de glucosa

Cuando su peso, estilo de vida, necesidades médicas u objetivos de salud cambian, sus alimentos también deben cambiar. Su nutricionista puede ayudarlo a modificar su plan alimentario según esos cambios.

Cuando busque un nutricionista

Busque las iniciales RD o RDN después del nombre del nutricionista. RD es la sigla de *registered dietitian* o dietista diplomado, y RDN es la sigla de *registered-dietitian nutritionist* o dietista-nutricionista diplomado. Un RD o RDN ha cumplido con los estándares del Colegio de Nutrición y Dietética (*Academy of Nutrition and Dietetics*), antiguamente la *American Dietetic Association*. Quizá vea las iniciales LD después del nombre del nutricionista. LD es la sigla en inglés de *licensed dietitian* o dietista con licencia. Muchos estados requieren que los dietistas tengan licencia.

Busque a un dietista que haya trabajado con personas que tienen diabetes. La sigla CDE después del nombre de un dietista significa que está capacitado en la atención y el tratamiento de la diabetes. CDE es la sigla de *certified diabetes educator* o instructor diplomado de diabetes.

Quizá su médico u hospital cercano pueda recomendarle un nutricionista. También puede visitar la *Academy of Nutrition and Dietetics* en Internet en www.eatright.org para encontrar en su zona a un dietista o nutricionista diplomado.

*P*erder peso

Si tiene sobrepeso, perder peso está entre lo mejor que puede hacer por su salud. Perder peso puede ayudar a que le baje la presión, reducir su riesgo de enfermedades del corazón y daño en los vasos sanguíneos, y mejorar su control de glucosa.

De hecho, su control de la glucosa puede mejorar tanto que usted puede reducir su uso de insulina o pastillas para la diabetes. A veces, perder apenas 5-7% de su peso es suficiente para mejorar el control de la diabetes. En alguien que pesa 200 libras, significa perder apenas 10-15 libras.

Su equipo de atención médica puede colaborar con usted para determinar un peso objetivo saludable. También lo pueden ayudar a preparar su plan para perder peso, que lo ayudará a alcanzar su meta de peso. Probablemente tenga un objetivo a largo plazo, pero debe establecer una meta menor a corto plazo con las medidas específicas que tomará.

Cuando alcance un objetivo menor, recompénsese con un libro, CD, paseo o prenda de ropa, por ejemplo. Una vez que fije objetivos, estará listo para iniciar su programa para perder peso.

La única manera de perder peso es comer menos y hacer más ejercicio. Y la única manera de no subir de peso es continuar con los nuevos hábitos por el resto de su vida.

Maneras de comer menos o comer más saludablemente

"Comer menos" en realidad significa "consumir menos calorías". Quizá necesite comer porciones más pequeñas. O tal vez pueda comer la misma cantidad de alimentos si los que consume tienen menos calorías.

La grasa tiene más del doble de calorías que los carbohidratos o las proteínas, o sea que recortar alimentos con alto contenido de grasa es una manera de recortar calorías.

Consejos sobre alimentos

- Sirva los alimentos ante la cocina o estufa. Deje los alimentos allí en vez de ponerlos sobre la mesa. No será tan fácil volver a servirse.
- Coma lentamente y pare de comer cuando comience a sentirse lleno. De esa manera no se llenará demasiado.
- No vea televisión, lea ni escuche radio mientras come. Estas actividades pueden hacer que no piense en cuánto está comiendo y si se está llenando.
- Pídales a otros familiares que guarden las sobras. De esta manera no se verá tentado a comer los alimentos que sobran.
- Cepíllese los dientes inmediatamente después de comer. Esto le elimina el sabor de los alimentos de la boca y puede hacer que deje de pensar en comer.
- No haga las compras del supermercado cuando tiene hambre. Tal vez compre demasiado o compre cosas que no son parte de su plan alimentario.
- Haga una lista de compras antes de salir al supermercado. Compre solo lo que está en la lista.
- Guarde los alimentos donde no los vea.
- Coma antes de ir a algún evento social. De esa manera, será menos fuerte la tentación de consumir alimentos con muchas calorías.
- No se salte ninguna comida. Es posible que coma en exceso durante la siguiente.
- No se prohíba comer ciertos alimentos. No hará sino aumentar sus ganas de comerlos. Trate de reducir el tamaño de la porción o el número de veces que come esos alimentos a la semana.

Formas de hacer más ejercicio

La actividad física ayuda a perder peso y mantener un peso estable con el tiempo. Cuando usted hace ejercicio quema más calorías que cuando es sedentario. Además, cuando tiene un mejor estado físico, acelera su metabolismo de manera que quema más calorías incluso cuando está descansando. El número de calorías que quema cuando hace ejercicio depende del tipo de actividad física que hace, la intensidad con la que hace ejercicio y el tiempo que lo hace. Son buenos ejercicios para perder peso las actividades aeróbicas como esquiar a campo traviesa, caminar, trotar, nadar, montar bicicleta y los aeróbicos de bajo impacto. Los ejercicios de fortalecimiento también son buenos.

Lo mejor es hacer ejercicio moderado o rápido, pero a un paso cómodo que usted pueda mantener por mucho tiempo. Cuanto más ejercicio haga, más calorías quemará.

Puede comenzar con una caminata de 5 minutos todos los días. Luego, a medida que se fortalece, agregue un minuto a su caminata. Si logra agregar uno o dos minutos al día, para el final de la semana podrá caminar 10 minutos o más sin parar. Siga aumentando hasta que pueda caminar de 45 a 60 minutos por lo menos cinco veces por semana. El objetivo de la actividad física para perder peso y no aumentarlo es hacer un total de cinco a siete horas de actividad semanalmente. Para quemar incluso más calorías, haga un esfuerzo por llevar un estilo de vida activo todo el día. Camine en vez de conducir. Use las escaleras en vez del ascensor o elevador. Pase la noche jugando boliche o bailando en vez de ver una película. Si desea más ideas sobre cómo aumentar su actividad física, ver Actividad física.

Consejos para motivarlo

- Escoja actividades físicas que disfrute.
- Escoja una hora y lugar conveniente para su ejercicio o actividad.
- Tenga varias opciones de ejercicio para escoger que incluyan actividades bajo techo y al aire libre, y que pueda hacer fácilmente en casa.
- Escoja ejercicios o actividades conforme a su presupuesto.
- No se fije solo en su peso. Cuando hace ejercicio pierde grasa corporal y aumenta el volumen de los músculos, que pesan más que la grasa.
- Mídase con una cinta. Podrá ver que está adelgazando.

Cómo evitar volver a subir de peso

Cuando llegue a su peso objetivo, será importante que retenga los nuevos hábitos de comida y ejercicio para mantener su nuevo peso saludable. A veces es más difícil no volver a aumentar de peso que perderlo. Muchas personas recuperan el peso que perdieron porque retoman sus viejos hábitos de alimentación y ejercicio. Si nota que vuelve a hacer lo que solía, concéntrese en todas las estrategias que usó para perder peso y vuelva a ponerlas en práctica. Si detiene pronto el aumento de peso puede seguir luciendo y sintiéndose de maravillas.

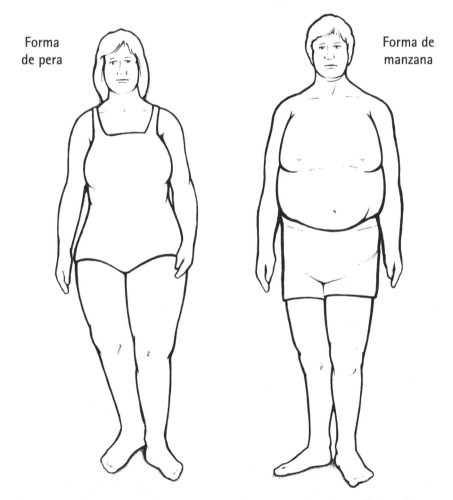

Forma de pera

Forma de manzana

Las personas que acumulan grasa en caderas y muslos tienen forma de pera. Las personas que acumulan grasa en la cintura y el abdomen tienen forma de manzana. Las personas con form de manzana tienen mayores probabilidades de tener daños en los vasos sanguíneos, enfermedades del corazón, preción alta, lípidos altos, resistencia a la insulina y mal control de la glucosa.

Planificación de comidas

La mayoría de las personas con diabetes tienen un plan alimentario. Este les indica qué comer, con qué frecuencia comer y cuándo comer. Un nutricionista puede ayudarlo a hacer un plan alimentario que sea adecuado para usted. Debe basarse en:

- qué le gusta comer y beber
- cuándo le gusta comer y beber
- cuántas calorías necesita
- su nivel de actividad física
- qué ejercicios hace y cuándo
- su actual estado de salud y objetivos de salud
- qué medicamentos toma
- sus costumbres familiares o culturales

Un plan típico de alimentación incluye desayuno, almuerzo, cena y una merienda al acostarse. Usted también puede comer un bocadillo a media mañana y en la tarde. Su plan alimentario puede incluir planes para cuando se enferme, el embarazo y viajes. Un plan saludable de alimentación incluye una variedad de alimentos: vegetales, proteínas (de origen animal y vegetal), grasas saludables, productos lácteos con poca grasa, legumbres, granos integrales y frutas.

La constancia es un aspecto importante de la planificación de las comidas, especialmente si usa insulina y tiene un plan fijo de insulina. Esto significa comer aproximadamente la misma cantidad de alimentos y carbohidratos a la misma hora cada día. Hacerlo lo ayuda a controlar su nivel de glucosa. Si se salta una comida o merienda, corre peligro de que su nivel de glucosa tenga altibajos pronunciados. Sepa cuál es su nivel objetivo de glucosa antes y después de comer, y su nivel objetivo de

A1C. Un plan saludable de alimentación puede ayudarlo a cumplir también con otros objetivos de salud, como:

- un peso saludable
- presión normal
- un mejor nivel de grasa en la sangre

Tres métodos comunes de planear comidas entre las personas con diabetes son contar carbohidratos, el método del plato para la diabetes y las listas de alimentos. Para recursos e información adicional sobre la planificación de comidas, visite http://tracker.diabetes.org/myfoodadvisor.html. Para la herramienta MyFoodAdvisor de la Asociación Americana de la Diabetes, visite www.diabetes.org/food-and-fitness/food/.

Contar carbohidratos

Cuando usted consume una comida o merienda saludable, por lo general es una combinación de carbohidratos, proteína y grasa. Sin embargo, el cuerpo convierte los carbohidratos en glucosa más rápido de lo que convierte la proteína y grasa en glucosa. Son principalmente los carbohidratos en los alimentos los que hacen que le suba la glucosa. Cuando cuenta carbohidratos, usted tiene un máximo de carbohidratos que puede consumir en las comidas. Usted cuenta los alimentos que son mayormente carbohidratos y trata de permanecer dentro del objetivo propuesto. Los carbohidratos incluyen los almidones (panes, cereales, fideos, menestras, legumbres, vegetales con almidón como la papa, bocadillos con almidón como *pretzels*, papitas y totopos; bebidas con azúcar, dulces y postres), fruta y jugos de fruta, leche, yogur, helados y azúcares (miel y sirope). No cuente las carnes, grasas ni la mayoría de vegetales sin almidón (hojas verdes, tomates, zanahorias, etc.). Estos alimentos tienen muy pocos carbohidratos. Usted puede averiguar más sobre cuántos carbohidratos tienen los alimentos en *Seleccione Sus Alimentos: Listas de Alimentos para la Diabetes, Count Your Carbs: Getting Started,* también puede leer las etiquetas de datos nutricionales para ver la información de nutrición (ver Etiquetas de datos nutricionales, pág. 113) o preguntarle a su nutricionista. Saber cuántos carbohidratos tiene un alimento puede ayudarlo a controlar su nivel de glucosa. Si usa insulina, es posible que tenga cierta flexibilidad. Hable con su proveedor de servicios médicos para ver si modificar su dosis de insulina de acción rápida para compensar por la cantidad de carbohidratos que come es una opción para usted. Si no usa insulina, puede aprender a espaciar el consumo de carbohidratos durante todo el día para mejorar su nivel de glucosa.

Método del plato para la diabetes

El método del plato para la diabetes tiene como propósito ayudarlo a crear comidas saludables en las proporciones correctas y a mantener cierta uniformidad en su consumo de carbohidratos. Fíjese de llenar su plato con vegetales sin almidón y de consumir porciones menores de alimentos con almidón y carnes. El método del plato es una manera fácil de comenzar a controlarse el nivel de glucosa. Además, no es necesario tener nada especial: todo lo que necesita es su plato. Pruebe seguir los siguientes pasos:

1. Comience por trazar una línea imaginaria a través del centro de su plato de comida. Vuelva a dividir uno de los lados, para que queden tres secciones.

2. Llene la sección más grande con vegetales sin almidón, como espinaca, zanahoria, col, brócoli o frijoles verdes (ejotes o vainitas).

3. En una de las secciones pequeñas, ponga alimentos con almidón, como pan integral, arroz, fideos, menestras o arvejas (chícharos).

4. En otra sección pequeña, ponga la carne o sustitutos de carne, como pollo, pavo, pescado, camarones, tofu, hamburguesa vegetariana, carne de res magra o cerdo.

5. Agregue una porción de fruta, una porción de productos lácteos o ambos, según lo permita su plan alimentario.

6. Escoja cantidades pequeñas de grasas saludables. Para cocinar, use aceites. Para ensaladas, entre las opciones saludables que puede agregar están las nueces, semillas, aguacate y vinagreta.

7. Para completar su comida, agregue una bebida con pocas calorías o sin calorías, como agua o té o café sin endulzar. Lea más en: http://www.diabetes.org/food-and-fitness/food/planning-meals/create-your-plate/

Una vez que cambie el tamaño de las porciones, puede comenzar a seleccionar alimentos más saludables de cada grupo de alimentos.

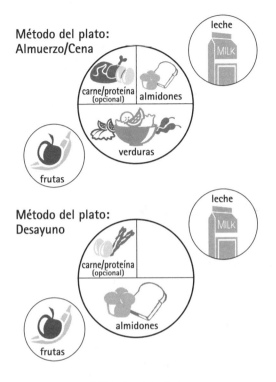

Método del plato

Listas de alimentos

Las listas de alimentos, anteriormente conocidas como "listas de inter-cambios" (*Exchange lists*), agrupan alimentos similares. Una porción de cualquiera de los alimentos en la lista tiene aproximadamente la misma cantidad de calorías, carbohidratos, proteína y grasa. Se puede "intercam-biar" una opción de la lista por cualquier otra opción en la misma lista.

Su nutricionista puede ayudar a elaborar un plan para usar las listas de alimentos. El plan alimentario le indicará el número de opciones de ali-mentos que puede comer en cada comida y merienda. Luego escogerá el total de los alimentos que necesita. Cuando escoja alimentos, tenga en cuenta que el tamaño de la porción en una etiqueta de alimentos quizá no sea el mismo que el tamaño de la porción de la lista de intercambios.

Con las listas de alimentos, mientras usted siga su plan alimentario tendrá una alimentación balanceada. La edición más reciente de las listas se publicó en *Seleccione Sus Alimentos: Listas de Alimentos para la Diabetes* (Asociación

Americana de la Diabetes y la Academia de Nutrición y Dietética, 2014). Los diferentes grupos de las listas de alimentos son: almidón; frutas; leche y sustitutos de leche; dulces, postres y otros carbohidratos; vegetales sin almidón; proteína; grasas; alimentos que se pueden comer ilimitadamente; alimentos combinados; comida rápida, y bebidas alcohólicas.

Prediabetes

La prediabetes es un trastorno en que el nivel de glucosa en la sangre es más alto de lo normal, pero no suficientemente alto como para un diagnóstico de diabetes. Por lo general, las personas con prediabetes tienen alteración de la glucosa en ayunas (*impaired fasting glucose* o IFG) o alteración de la tolerancia a la glucosa (*impaired glucose tolerance* o IGT). Si bien la prediabetes no es un tipo de diabetes, si la tiene, es más probable que le dé diabetes.

Muchas personas con prediabetes no muestran síntomas de la enfermedad y posiblemente tengan un nivel normal o casi normal de A1C (ver Prueba de A1C) de 5.7–6.4% (38.8–46.4 mmol/mol). La única manera de saber con certeza si tiene prediabetes es con los siguientes análisis de sangre que debe ordenar su médico.

Prueba de glucosa plasmática en ayunas

Esta prueba se usa para determinar si usted tiene alteración de la glucosa en ayunas, un componente de la prediabetes. Con la prueba de glucosa plasmática en ayunas, se mide el nivel de glucosa cuando ha dejado de comer de 8 a 12 horas. Debido a eso, por lo general se hace a primera hora de la mañana.

Las personas que no tienen diabetes ni alteración de la glucosa en ayunas tienen un nivel de glucosa en ayunas de menos de 100 mg/dL (5.6 mmol/L). Las personas con diabetes tienen un nivel de glucosa en ayunas de 126 mg/dL (7.0 mmol/L) o más. Las personas con alteración de la glucosa en ayunas tienen un nivel de glucosa en ayunas entre 100 y 126 mg/dL (5.6 y 7.0 mmol/L).

Examen de tolerancia a la glucosa oral

Esta prueba se usa para determinar si usted tiene alteración de la tolerancia a la glucosa, otro tipo de prediabetes. En un examen de tolerancia a la glucosa oral, se mide el nivel de glucosa en ayunas y dos horas después de la prueba, se mide otra vez. Primero se mide la glucosa cuando ha dejado de comer de 8 a 12 horas (al igual que con la prueba de glucosa plasmática en ayunas).

Luego bebe un líquido con 75 gramos de glucosa (100 gramos para embarazadas). Luego se le mide la glucosa dos horas después de tomar la bebida.

En una persona sin alteración de la tolerancia a la glucosa o diabetes, el nivel de glucosa es menos de 140 mg/dL (7.8 mmol/L) dos horas después de tomar la bebida. En una persona con diabetes, el nivel de glucosa es 200 mg/dL (11.1 mmol/L) o más, dos horas después de tomar la bebida. En una persona con alteración de la tolerancia a la glucosa, el nivel de glucosa es 140 a 200 mg/dL (7.8 a 11.1 mmol/L) dos horas después de beberla.

Qué hacer si tiene prediabetes

Si tiene prediabetes, es más probable que tenga sobrepeso, un alto nivel de triglicéridos, un bajo nivel de HDL y la presión alta. Esto hace que tenga un mayor riesgo de enfermedades del corazón.

Si tiene prediabetes, vaya al médico por lo menos una vez al año para que le hagan la prueba de glucosa. Mientras tanto, puede hacer varias cosas para hacer que su nivel de glucosa vuelva a ser normal y disminuir otros factores de riesgo:

- Perder peso (si tiene sobrepeso). Perder 7% (si pesa 200 libras, esto quiere decir perder 14 libras) mejora su nivel de glucosa.
- Reducir su nivel de triglicéridos y colesterol LDL (si están altos).
- Hacer que le baje la presión (si está alta).
- Hacer ejercicio o aumentar su nivel de actividad física. 150 minutos de ejercicio a la semana (o aproximadamente 20 minutos al día) reducirán su riesgo de diabetes.

- Comer alimentos saludables. La alimentación sana para la diabetes es la misma que para las demás personas: poca grasa, granos con mucha fibra, menestras, frutas y vegetales; porciones magras y más pequeñas de carne y proteínas, y consumo limitado de grasas, dulces y bebidas alcohólicas.

Presión alta

La presión es la fuerza de la sangre cuando recorre los vasos sanguíneos. Cuanto más alta la presión, mayor la fuerza que se ejerce sobre los vasos sanguíneos. La fuerza adicional en los vasos sanguíneos puede debilitarlos y dañarlos.

Los vasos sanguíneos trasportan nutrientes y oxígeno a los órganos y nervios. Cuando los vasos sanguíneos están débiles y han sido dañados por la presión alta, no nutren los órganos y nervios tan bien como deberían. Se dañan los órganos y nervios.

Las personas con diabetes son más propensas a tener presión alta que las personas sin diabetes. La presión alta aumenta su probabilidad de tener un ataque al corazón o derrame (ver Ataque al corazón; y Derrame) y puede empeorar la nefropatía (enfermedad de los riñones) y retinopatía (enfermedad de los ojos en personas con diabetes).

Síntomas de presión alta

Por lo general la presión alta no presenta síntomas. La única manera de saber si la tiene alta es medírsela. Probablemente le miden la presión cada vez que va al médico. Asegúrese de saber los resultados antes de irse del consultorio.

Medirse la presión

Se puede medir la presión con un dispositivo llamado un tensiómetro. Le ponen una manga alrededor de la parte superior del brazo. Se infla la manga hasta que apriete lo suficiente como para parar el flujo de sangre. Cuando se desinfla la manga, se oye la fuerza de la sangre por el estetoscopio.

Se reporta la presión con dos números. El primer número es la presión sistólica. Esta es la fuerza de la sangre cuando el corazón se contrae. El segundo número es la presión diastólica, la fuerza de la sangre cuando el corazón se relaja.

Una lectura de "120 sobre 80" quiere decir que la presión sistólica es de 120 y la presión diastólica es de 80. Se escribe como 120/80 mmHg (milímetros [mm] de mercurio [Hg]).

Otro nombre para la presión alta es hipertensión. Si nota que tiene la presión alta, usted y su equipo de atención médica pueden tomar medidas para controlarla. Su médico primero tratará de averiguar si hay algo inusual que está haciendo que le suba la presión. La Asociación Americana de la Diabetes recomienda que la presión arterial sea menos de 140/80. Su equipo de atención médica puede ayudarlo a determinar el objetivo correcto para usted.

Causas de la presión alta

A veces, hay una causa específica, como un problema en los riñones, un trastorno hormonal, embarazo o el uso de pastillas anticonceptivas. Cuando la presión alta está vinculada a una causa específica, se llama hipertensión secundaria. Si tiene hipertensión secundaria, su médico primero le dará tratamiento a la causa.

En la mayoría de los casos, no hay causa obvia para la presión alta. Cuando no hay causa obvia, eso se llama hipertensión esencial. Si usted tiene hipertensión esencial, puede tomar medidas para que le baje la presión sin tener que tomar medicamentos.

Cómo hacer que le baje la presión

Pierda las libras de más. Si tiene sobrepeso, perder incluso un poco de peso puede bastar para que su presión vuelva a ser normal. La única manera de perder peso y no volver a aumentarlo es con un plan para perderlo. Su equipo de atención médica puede ayudarlo a elaborar un plan que pueda tolerar.

Deje de fumar. Fumar hace que le suba la presión pues daña los vasos sanguíneos. Dejar de fumar puede reducir mucho más el riesgo de muerte relacionada con la hipertensión que tomar medicamentos para la presión.

Tome menos bebidas alcohólicas. Tomar más de 2 onzas de bebidas alcohólicas al día puede causar presión alta. Su médico posiblemente le aconseje que no beba más de 1 onza líquida (29.6 mL) de bebidas alcohólicas al día. Hay aproximadamente 1 onza líquida (29.6 mL) de alcohol en un coctel, una copa de vino o una lata de cerveza.

Consuma menos sal. Guardar el salero y evitar los alimentos con sal agregada puede bastar para bajarle la presión. Si su médico quiere que pruebe una alimentación con poco sodio, haga un plan con un nutricionista titulado.

Reduzca el estrés. El estrés puede empeorar la presión alta al causar que los vasos sanguíneos se angosten y que el corazón haga más esfuerzo. Para consejos sobre cómo reducir el estrés, ver Aliviar el estrés.

Si no logra que le baje la presión con estos cambios, su médico probablemente le recetará medicamentos para bajarle la presión.

Los medicamentos para la presión que usan la mayoría de personas con diabetes se llaman inhibidores de la enzima conversora de angiotensina (ACE por su sigla en inglés), bloqueadores de receptores de angiotensina (ARB por su sigla en inglés), antagonistas de calcio y diuréticos tiazídicos en dosis más pequeñas.

Estos medicamentos para la presión no elevan el nivel de glucosa, pero todos tienen efectos secundarios. Pregúntele a su médico o farmacéutico al respecto.

Prueba de A1C

La hemoglobina es una proteína dentro de los glóbulos rojos. La hemoglobina trasporta oxígeno de los pulmones a todas las células del cuerpo.

Como otras proteínas, la hemoglobina puede unirse a los azúcares, como la glucosa. Cuando esto sucede, se convierte en hemoglobina glucosilada, llamada A1C o glicohemoglobina (o a veces HbA1c).

Cuanta más glucosa hay en la sangre, más hemoglobina se unirá a ella. Una vez que la hemoglobina y glucosa se unen, permanecen así durante toda la vida del glóbulo rojo, aproximadamente 4 meses.

La prueba A1C mide la cantidad de glicohemoglobina en los glóbulos rojos. La prueba A1C por lo general la hace un laboratorio.

Se toma una muestra de sangre. Se le puede sacar sangre a cualquier hora del día. No importa lo que comió la última vez ni su nivel de glucosa en la sangre al momento de la prueba.

Lo que indica la prueba A1C

- Le da su nivel promedio de glucosa en la sangre durante los últimos 2 a 3 meses. Le informa qué tan bien usted se ha controlado la glucosa. Un A1C <7% (53.0 mmol/mol) es bueno para la mayoría de personas, mientras que un A1C >9% (74.9 mmol/mol) se considera un control muy malo. Algunos informes ahora expresan el A1C como porcentaje, junto con un nivel promedio de glucosa en la sangre en mg/dL. Esto se conoce como su promedio aproximado de glucosa (eAG por su sigla en inglés).
- Le permite comparar los resultados de la prueba A1C con los controles de glucosa en la sangre que se hace o las pruebas que su médico le ha hecho. Si las pruebas no concuerdan, es posible que sea necesario que cambie la manera u hora en que se mide el nivel de glucosa en casa.
- Lo ayuda a determinar si su plan de cuidado de la diabetes está surtiendo efecto. Si su glicohemoglobina indica que su nivel de glucosa en la sangre estuvo alto durante los últimos dos a tres meses, tal vez deba cambiar algo en su plan.
- Le indica si algún cambio en su plan tuvo efecto en la diabetes. Tal vez comenzó a hacer más ejercicio. La prueba A1C puede confirmar los efectos positivos que el ejercicio ha tenido en su control de la glucosa.

Cuándo hacerse la prueba A1C

La prueba A1C por lo general se usa para diagnosticar diabetes en ese momento. Si usted tiene un A1C de 6% (42.1 mmol/mol) o más alto al momento de la prueba, le diagnosticarán diabetes. Después, debe hacerse la prueba por lo menos dos a cuatro veces al año.

Por qué debe seguir midiéndose la glucosa

La prueba A1C no puede remplazar los controles que se hace a diario para medirse el nivel de glucosa en la sangre (ver Control propio de la glucosa). El control propio lo ayuda a decidir qué tratamiento para la diabetes necesita en ese momento. Lo que haga para mantener su nivel diario de glucosa dentro de los límites deseados se refleja en los resultados de la prueba A1C.

CÁLCULO DEL PROMEDIO APROXIMADO DE GLUCOSA (EAG)			
A1C		eAG	
%	mmol/mol	mg/dL	mmol/L
5	31.1	97	5.4
5.5	36.6	111	6.2
6	42.1	126	7.0
6.5	47.5	140	7.8
7	53.0	154	8.5
7.5	58.5	169	9.4
8	63.9	183	10.2
8.5	69.4	197	10.9
9	74.9	212	11.8
9.5	80.3	226	12.5
10	85.8	240	13.3
10.5	91.3	255	14.2
11	96.7	269	14.9
11.5	102.2	283	15.7
12	107.7	298	16.5

Prueba de cetonas en la orina o sangre

Las cetonas son sustancias que el cuerpo produce cuando usa grasa almacenada para producir energía. El organismo quema grasa cuando no puede obtener glucosa para usarla como fuente de energía. Esto puede suceder en las personas con diabetes tipo 1 (y, en casos poco comunes, personas con diabetes tipo 2) por los siguientes motivos:

Glucosa alta. Glucosa alta significa que tiene demasiada glucosa e insuficiente insulina en la sangre. El cuerpo necesita insulina para usar la glucosa como fuente de energía. Si no tiene suficiente insulina, el cuerpo comienza a quemar grasa para tener energía.

Ejercicio. Cuando usted hace ejercicio, el cuerpo necesita mucha energía. Si usted no tiene suficiente insulina o glucosa cuando hace ejercicio, el cuerpo quema demasiada grasa.

Estrés. Puede ser estrés físico, como una cirugía. O tal vez sea estrés mental, como un examen o problema familiar. Sea cual sea el tipo de estrés que tenga, necesita energía para enfrentarlo. El cuerpo necesita tanta energía que quemará grasa si usted no tiene suficiente insulina para ayudarlo a usar la glucosa.

Enfermedad. Tal vez tenga un resfrío, dolor de garganta, fiebre o una infección. Tal vez tenga diarrea o malestar estomacal. Cuando tiene una enfermedad, necesita energía adicional para combatirla. El cuerpo posiblemente obtenga energía adicional de la grasa.

Embarazo. Si está embarazada, el cuerpo debe aportar energía para dos. Si no come suficiente, su organismo quizá convierta la grasa en la energía que necesita.

El efecto de las cetonas en el cuerpo

Si el cuerpo quema demasiada grasa demasiado rápido, se puede acumular un alto nivel de cetonas en la sangre. Las cetonas hacen que la sangre sea más ácida. Esta acidez altera el equilibrio químico del cuerpo.

Si tiene alta la glucosa alta, esta también pasa a la orina y hace que la orina sea más espesa. El cuerpo extrae líquido de todas partes para diluir la orina. El cuerpo puede producir mucha orina cuando tiene la glucosa alta y, si no recibe tratamiento, puede causar deshidratación.

Si está deshidratado y tiene las cetonas altas, le puede dar cetoacidosis diabética. Esto puede poner su vida en peligro y requiere tratamiento inmediato. La cetoacidosis puede presentarse súbitamente.

En la mayoría de los casos, les da cetoacidosis a las personas con diabetes tipo 1. Pero todos los que tienen diabetes deben estar alerta a sus síntomas.

SÍNTOMAS DE CETOACIDOSIS

Boca seca	Piel seca y enrojecida
Mucha sed	Fiebre
Aliento con olor a fruta	Fatiga
Pérdida del apetito	Somnolencia
Dolor estomacal	Deseos frecuentes de orinar
Náuseas	Dificultad para respirar
Vómitos	

Prueba de cetonas en la orina o sangre

Si tiene síntomas de cetoacidosis o está enfermo, embarazada o bajo estrés, hágase la prueba de cetonas en la orina o sangre. Mídase también la glucosa para ver si es de más de 250 mg/dL (13.9 mmol/L), especialmente si va a hacer ejercicio.

Las farmacias venden pruebas para detectar cetonas en la orina o sangre. No necesita una receta médica. Siga las instrucciones en el paquete. Haga que su proveedor de servicios médicos para el control de la diabetes le explique la manera correcta de hacerse la prueba. Por lo general, las pruebas de orina requieren los pasos siguientes:

1. Sumerja la tira o cinta de prueba en una muestra de orina, orine en la tira o cinta de prueba, o ponga unas cuantas gotas de orina en la tableta.
2. Espere para ver si la cinta, tira o tableta cambia de color. En las instrucciones se indica cuánto esperar. Tal vez sea de 10 segundos a dos minutos.
3. Compare el color de la cinta, tira o tableta con la tabla de colores que viene con la prueba.
4. Anote los resultados. Debe apuntar el tipo de prueba, la fecha y hora, el resultado y cualquier cosa inusual. Por ejemplo, quizá haya olvidado usar insulina.

Prueba de cetonas en la sangre

Las pruebas de cetonas en la sangre son muy similares a las pruebas de glucosa. En la mayoría de los casos, simplemente echa una gota de sangre en la tira de prueba, que se ha colocado en el medidor, y luego lee los resultados.

Si los resultados indican un rastro o cantidad pequeña de cetonas

1. Beba un vaso de agua cada hora.
2. Mídase la glucosa y las cetonas cada tres o cuatro horas. Si no le baja la glucosa y las cetonas después de medirlas dos veces, llame a su médico.

Si los resultados indican una cantidad moderada o alta de cetonas

1. ¡Llame a su médico de inmediato! No espere o le puede subir más el nivel de cetonas.

IMPORTANTE: Incluso si la prueba de cetonas indica una cantidad pequeña de cetonas, si tiene náuseas, vómitos o cualquier síntoma de cetoacidosis diabética, debe buscar atención médica de inmediato o ir a la sala de emergencias para que le den tratamiento.

Relaciones sexuales y la diabetes

La diabetes y sus complicaciones pueden afectar su vida sexual. Los problemas sexuales pueden tener causas tanto físicas como sicológicas. Los médicos por lo general buscan primero las causas físicas de los problemas sexuales.

Causas físicas

Mal control de la glucosa. Si tiene la glucosa alta, es posible que se sienta demasiado cansado como para tener relaciones sexuales. Lograr un buen control de la diabetes puede ayudar.

Infección de las vías urinarias. Si tiene la glucosa alta, aumenta la posibilidad de tener una infección de las vías urinarias. Sus síntomas incluyen:
- deseo frecuente de orinar
- dolor o ardor al orinar
- orina turbia o con sangre
- dolor abdominal o de la parte baja de la espalda
- fiebre
- escalofríos

Es posible que tener relaciones sexuales le cause dolor e incomodidad si tiene una infección de las vías urinarias. Estas se pueden tratar con antibióticos.

Falta de control de la vejiga. Si usted tiene daño en los nervios de la vejiga, no notará cuando la tenga llena de orina. Es posible que gotee o se orine sin querer durante las relaciones sexuales o el orgasmo. Para evitarlo, trate de vaciar la vejiga antes y después de tener relaciones.

Daño en las extremidades o articulaciones. Si usted tiene daño en los nervios de una extremidad, le han amputado una extremidad o tiene una enfermedad de las articulaciones, es posible que las relaciones sexuales sean difíciles o incómodas. Pruebe diferentes posiciones. Tal vez algunas sean mejores que otras. Quizá lo ayude apoyarse en varias almohadas. Un fisioterapeuta podrá sugerirle formas de permanecer cómodo durante las relaciones sexuales.

Solo para mujeres

Pérdida de sensación. Los ejercicios Kegel, los cambios de posición durante las relaciones y la estimulación directa más intensa de los órganos sexuales pueden ayudar.

Infección vaginal (vaginitis). Las mujeres con diabetes son más propensas a infecciones vaginales que quienes no tienen diabetes. La mayoría de las infecciones vaginales son a causa de un hongo llamado *Candida albicans*. Si tiene la glucosa alta, los hongos se multiplican con facilidad.

Los indicios de vaginitis son:

- secreción blanca y espesa
- picazón
- ardor
- enrojecimiento
- hinchazón

La vaginitis puede causar irritación, incomodidad o dolor durante las relaciones sexuales o después. Las cremas o medicamentos antifúngicos pueden eliminar la mayoría de las infecciones vaginales. Un buen control de la glucosa puede ayudar a prevenirlas.

Sequedad vaginal. La sequedad vaginal puede causar irritación, incomodidad o dolor durante las relaciones sexuales o después. Los lubricantes recetados o de venta libre pueden ayudar.

Estrechez vaginal (vaginismo). El dolor o incomodidad que usted siente por las infecciones vaginales o sequedad vaginal puede hacer que sea más probable que tenga vaginismo. El vaginismo es un espasmo involuntario de los músculos alrededor de la entrada a la vagina. Puede dificultar las relaciones sexuales o hacerlas dolorosas. Aprender a relajar los músculos con ejercicios Kegel puede ayudar. También puede ser útil probar posiciones en las que tenga más control de la penetración.

Solo para hombres

Disfunción eréctil. Aproximadamente la mitad de los hombres con diabetes tienen disfunción eréctil. Eso quiere decir que el pene no se pone duro o no permanece duro durante el tiempo necesario para las relaciones sexuales. La disfunción eréctil tiene muchas causas. En la mayoría de los casos, las causas comunes en los hombres con diabetes son:

- daño en los nervios del pene
- daño en los vasos sanguíneos del pene
- mal control de su nivel de glucosa

El problema eréctil por lo general comienza lentamente y empeora gradualmente. Los indicios pueden incluir menor rigidez del pene y menos erecciones. Finalmente, dejan de producirse erecciones. La mejor manera de evitar la disfunción eréctil es mantener su nivel de glucosa bajo control. Si comienza a tener dificultades durante la actividad sexual, hable con su médico. Hay muchas opciones de tratamiento.

Causas sicológicas

Si usted y su médico no han podido encontrar una causa física para su problema sexual, es posible que haya una causa sicológica. Entre los problemas que pueden afectar su vida sexual están:

- No puede hablar con su pareja sobre el sexo.
- Usted y su pareja se pelean por dinero, sus hijos o el trabajo.
- Está estresado, preocupado o ansioso.
- Teme ser impotente.
- Teme salir embarazada.
- Está triste, deprimido o molesto.
- Ha tenido una educación sexual inadecuada.
- Lo criaron con muchas restricciones.
- Sufrió abuso sexual.

Si una causa sicológica es parte de su problema sexual, busque ayuda de un profesional de salud mental que se especialice en el tema. Puede ser un siquiatra, sicólogo o profesional de salud mental.

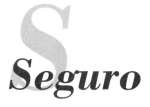

Seguro

La diabetes puede ser costosa, o sea que encontrar la mejor cobertura posible de seguro médico es importante. Los planes y pólizas de seguro médico varían mucho con respecto a los gastos que cubren. Antes de inscribirse en un plan de seguro médico, averigüe la respuesta a estas preguntas:

Preguntas que debe hacer sobre el seguro

- ¿Cuánto cuesta la prima mensual y cuánto es el copago de cada servicio o artículo que cubre la póliza?
- ¿El plan tiene un deducible que usted debe pagar antes de que la aseguradora comience a pagar? A veces los planes tienen deducibles separados para ciertos servicios, como medicamentos recetados.
- ¿Cubre citas con el médico de la diabetes? ¿Cuántas citas se permiten? ¿Cuánto debe pagar usted por cada cita? ¿Las citas con especialistas son más caras? ¿Sus proveedores preferidos son parte de la red?
- ¿Qué suministros están cubiertos? ¿Hay copagos, límites de cantidad o restricciones en la cantidad de suministros que puede comprar?
- ¿El plan cubre educación sobre la diabetes o los servicios de un nutricionista?
- ¿Qué beneficios de salud mental se cubren?
- ¿El plan cubre los servicios de especialistas, como un endocrinólogo, médico de los ojos y los pies, o dentista?
- ¿Qué medicamentos paga? ¿Hay un plan de medicamentos recetados? ¿Con qué frecuencia se puede volver a recibir medicamentos recetados? ¿Se requiere un copago por cada medicamento recetado y cuánto cuesta cada medicamento? ¿Debe obtener autorización para alguno de sus medicamentos recetados?
- ¿Se incluye atención médica a domicilio y cobertura para casa de reposo? ¿Hay limitaciones?

Cobertura grupal

Si tiene empleo, es posible que tenga la opción de unirse a una póliza grupal que ofrezca su empleador. Si su empleador le ofrece seguro a un empleado, debe ofrecer la misma póliza a todos los empleados.

El precio del seguro grupal varía. Muchas pólizas también cubren a su cónyuge e hijos por una tarifa adicional. No se paga impuestos por la atención médica, o sea que si debe pagar una tarifa, puede deducirla de su cheque de pago antes de pagar impuestos. Si su empleador no ofrece seguro médico, es posible que pueda obtener seguro grupal si está afiliado a una asociación profesional, comercial, religiosa o el intercambio o mercado de seguro médico de su estado.

Cobertura individual

Si no reúne los requisitos para seguro grupal o si el precio del plan de su empleador es demasiado alto, puede tratar de comprar una póliza individual de seguro médico. A partir del 2014, la mayoría de las personas deben tener seguro médico con lo que se considera "cobertura esencial mínima". En el pasado, muchas personas con diabetes y otras afecciones crónicas que trataban de comprar un plan de seguro por su cuenta tenían dificultad para encontrar un seguro que las aceptara, fuera económico u ofreciera cobertura adecuada. Eso ha cambiado con la Ley de Seguro Médico a Bajo Precio (*Affordable Care Act* o ACA). A partir del 2014, no se permite que los nuevos planes individuales les nieguen cobertura a las personas o les cobren más porque tienen diabetes o cualquier otra enfermedad preexistente. Además, estos planes de seguro médico no pueden excluir cobertura para el tratamiento de una enfermedad preexistente, como el tratamiento de la diabetes.

Ahora hay nuevos mercados de seguro médico en cada estado, donde las personas, familias y pequeñas empresas pueden comprar seguro médico. Se requiere que la mayoría de los planes individuales, incluidos los planes del mercado de seguro médico, cubran un grupo básico de beneficios esenciales para la salud. Se ofrece ayuda económica a personas de ingresos bajos y moderados por medio de los mercados. Para obtener más información sobre el mercado de seguro médico y ayuda a personas en su estado, llame al 1-800-318-2596 o visite *www.healthcare.gov*.

Para ver todas las opciones para personas y familias sin seguro médico, vaya a http://www.diabetes.org/living-with-diabetes/health-insurance/options-for-individuals-and-families.html?loc=lwd-slabnav

Tipos de planes de salud

Plan de honorarios por servicio

En un plan de honorarios por servicio (*fee-for-service*) usted, su empleador o ambos pagan una tarifa anual o mensual. Eso se llama la prima. La aseguradora luego paga toda o parte de su atención médica. Por lo general, la aseguradora comienza a pagar después de que usted paga cierta cantidad de su costo de atención médica (el deducible). Quizá también deba usted pagar una pequeña cantidad (copago) por citas o atención médica. Una ventaja de un plan de honorarios por servicio es que usted selecciona los proveedores de servicios médicos a los que quiere consultar.

Planes de atención administrada

Con un plan de atención administrada usted debe recibir atención médica de un grupo específico (o "red") de proveedores de servicios médicos a no ser que quiera pagar más por los servicios que le presta alguien fuera del grupo. Los tipos de plan de atención administrada incluyen organizaciones para el mantenimiento de salud (*health maintenance organizations* o HMO), organizaciones de proveedores preferenciales (*preferred provider organizations* o PPO) y organizaciones de proveedor exclusivo (*exclusive provider organizations* o EPO).

Al igual que con un plan de honorarios por servicio, usted, su empleador o ambos pagan una prima anual o mensual. La aseguradora luego paga toda o parte de su atención médica, aunque a veces estos planes también tienen un deducible que usted debe pagar antes de que su aseguradora comience a pagar. Si usted va a un médico que no es miembro de su grupo de atención administrada (esto también se denomina fuera de la red o *out of network*) tendrá que pagar más por el servicio, quizá toda la cuenta. Tal vez también tenga que realizar un copago por citas a proveedores dentro de su grupo.

Ley de Seguro Médico a (*Affordable Care Act* o *ACA*) Bajo Precio

La ley federal de reforma de salud que se promulgó en marzo del 2010 ofrece nuevas protecciones a personas en planes de salud auspiciados por empleadores y quienes compran seguro por su cuenta. También hay nuevas opciones de cobertura a disposición de personas que dejan su trabajo o pierden la cobertura del empleo. Puede averiguar más sobre las medidas de protección del seguro médico de ACA, que benefician a las personas con diabetes, leyendo la hoja de datos "Health Insurance Update: Protections for People with Diabetes" de la Asociación Americana de la Diabetes en: http://main.diabetes.org/dorg/PDFs/Advocacy/Health_Insurance_Protections_Final.pdf o puede pedir la hoja llamando al 1-800-DIABETES. Averigüe más sobre el requisito individual de seguro médico en www.healthcare.gov.

Si deja su trabajo por algún motivo y pierde la cobertura que recibía de su empleo, puede obtener cobertura de su mercado estatal de seguro médico. Este es el caso incluso si deja su trabajo fuera del periodo de inscripción del mercado. Para obtener más información sobre el mercado de su estado, llame a 1-800-318-2596 o visite www.healthcare.gov.

COBRA

Conforme a la Ley General Consolidada de Reconciliación Presu-puestaria (*Consolidated Omnibus Budget Reconciliation Act* o COBRA), su empleador debe permitir que usted retenga una póliza equivalente de seguro médico hasta 18 meses después de que deje su empleo. Usted debe pagar toda la prima mensual del seguro, incluida cualquier parte de la prima que su empleador contribuía anteriormente, además de una cuota administrativa de 2 por ciento. Las personas que perdieron recientemente el seguro médico que les ofrecía el trabajo también tienen un tiempo limitado en el que se pueden inscribir en un plan por medio del mercado de seguro médico de su estado.

En ciertos casos, el seguro médico que se compra por medio del mercado de seguro médico puede ser más barato que COBRA, particularmente si la persona reúne los requisitos para ayuda económica por medio del mercado. Tenga en cuenta que si usted opta por adquirir cobertura de COBRA y luego decide comprar un plan por medio del mercado de seguro médico, es posible que tenga que esperar hasta el inicio del nuevo periodo de inscripción en el otoño.

Es buena idea, si es posible, explorar sus opciones antes de dejar el plan que le ofrece el trabajo. Desde el 2014, usted debe tener cobertura esencial mínima, y las personas que no tienen seguro durante por lo menos tres meses tal vez tengan que pagar una multa tributaria el año siguiente (a no ser que reúnan los requisitos para una exoneración).

Medicaid

Posiblemente pueda obtener Medicaid si sus ingresos son muy bajos, si está discapacitado, si es una persona mayor o si es un niño. Medicaid es un programa federal y estatal de asistencia. Cada estado decide qué nivel de ingresos considera muy bajo y cada estado decide qué servicios y suministros médicos va a cubrir. Llame a la oficina de Medicaid de su estado para averiguar si reúne los requisitos y qué costos cubre.

Antes de la promulgación de ACA, por lo general se excluía de la cobertura de Medicaid a los adultos sin hijos dependientes. Ahora los estados tienen la opción de cambiar los requisitos para hacer que se beneficien los adultos de bajos ingresos menores de 65 y con ingresos de hasta 138 por ciento del nivel de pobreza, incluso si no tienen hijos dependientes. En el 2014, aproximadamente la mitad de los estados ampliaron la posibilidad de ser elegibles para Medicaid. Puede solicitar Medicaid en la oficina de Medicaid de su estado en www.medicaiddirectors.org o el mercado de seguro médico de su estado.

Medicare

Medicare es un programa federal de seguro médico para personas de por lo menos 65 años y ciertas personas con discapacidades que no pueden trabajar. Medicare atiende a todos los beneficiarios que reúnen los requisitos sin tener en cuenta ingresos o historia médica. A pesar de tener Medicare es posible que usted deba pagar una gran parte de sus cuentas médicas. Puede inscribirse para Medicare tres meses antes del mes en que cumpla 65 años. Medicare está organizado en cuatro partes: A, B, C y D (ver "Partes de Medicare", en la pág. siguiente).

Medicare requiere copagos relativamente altos, no hay límite en los gastos propios bajo Medicare Original (Parte A y Parte B) y hay una brecha en la cobertura de medicamentos recetados, si bien la brecha de cobertura se está eliminando lentamente. Medicare no paga algunos servicios de importancia crítica para los beneficiarios ancianos y discapacitados, como atención a largo plazo, atención dental o de la vista. Para ayudar con los copagos y llenar la brecha en los beneficios, la mayoría de los beneficiarios de Medicare tienen algún tipo de seguro complementario, entre los que se encuentran los planes de salud para jubilados auspiciados por empleadores, un plan Medigap o Medicaid.

Para averiguar más acerca de Medicare, llame al 1–800–MEDICARE (633-4227) o, para obtener información por Internet, visite www.medicare.gov.

Partes de Medicare

Parte A

La Parte A paga la atención médica que se ofrece durante hospitalizaciones, servicios de enfermería especializada, servicios de salud a domicilio (también bajo la Parte B), atención paliativa para enfermos terminales y casas de reposo. No cubre los servicios de auxiliares (para ayudarlo con actividades cotidianas como caminar, vestirse, etc.) si es el único servicio que necesita. Aunque la mayoría de las personas con cobertura de Medicare reciben la Parte A, la Parte B (que requiere un pago mensual) es también muy importante, especialmente si usted tiene diabetes.

La mayoría de las personas no tienen que pagar una prima mensual por la Parte A porque ellas o su cónyuge pagaron impuestos de Medicare mientras trabajaban. Si no reúne los requisitos para la Parte A sin prima, quizá pueda pagar por la cobertura. Llame a su oficina local del Seguro Social o su número principal, 1-800-772-1213.

Parte B

La Parte B paga las citas médicas, servicios ambulatorios, servicios preventivos, servicios de salud a domicilio, ambulancia, pruebas de diagnóstico y fisioterapia de pacientes ambulatorios, terapia del habla, equipo y suministros médicos (entre ellos la bomba de insulina y suministros para beneficiarios que cumplen con los requisitos), capacitación para el auto-control de la diabetes y el tratamiento nutricional médico para personas con diabetes. La Parte B también cubre los monitores de glucosa, tiras de prueba, dispositivos con lanceta, lancetas y líquidos reactivos para el control de la glucosa de los beneficiarios con diabetes, usen insulina o no, pero el monto de la cobertura varía. Su médico debe certificar por escrito que usted necesita todos estos artículos para controlar la diabetes. Haga copias de este certificado escrito y dele una copia a su farmacéu-tico cada vez que compre suministros. Es buena idea usar un proveedor aprobado por Medicare para obtener suministros, ya que no pueden cobrarle más de 20% del costo después de que pague su deducible anual de la Parte B.

Medicare cubre los suministros para las pruebas de diabetes de bene-ficiarios con diabetes. En julio de 2013, Medicare inició un programa nacional de envío de suministros por correo. El programa incluye los siguientes suministros de la diabetes:

- tiras de prueba de glucosa
- lancetas
- dispositivos con lancetas
- baterías
- solución de control

Los beneficiarios con la Parte B que quieren que se entregue a domi-cilio sus suministros para la prueba de la diabetes deben usar el provee-dor nacional contratado por Medicare para el envío por correo. Los beneficiarios también tienen la opción de recoger los suministros para la prueba en una tienda local que está inscrita en Medicare.

Las personas inscritas en Medicare que optan por la cobertura de la Parte B pagan una prima mensual y esta puede cambiar de un año para otro. Deben pagar el deducible antes de que Medicare comience a pagar su parte. Después de ello, Medicare por lo general paga 80 por ciento del costo aprobado por Medicare de suministros y servicios médicamente necesarios. Para obtener más información sobre los costos de la Parte B, visite www.medicare.gov.

Parte C

La Parte C se refiere al programa Medicare Advantage, con el que usted se puede inscribir para un plan privado de salud, como una organización de mantenimiento de salud (HMO), y recibir todos los beneficios pagados por la Parte A y Parte B de Medicare y, con frecuencia, beneficios adicionales como gafas o pruebas de audición (pero quizá tenga que pagar más por ellos). Los gastos propios varían según el plan. La mayoría de los planes de Medicare Advantage ofrecen cobertura de medicamentos recetados.

Parte D

La Parte D es un beneficio voluntario de medicamentos recetados para las personas que tienen la Parte A y B de Medicare (el original). Hay subsidios para personas de bajos ingresos. El beneficio de medicamentos se ofrece con planes privados que tienen un contrato con Medicare por medio de los planes de medicamentos recetados (*prescription drug plans* o PDP) y planes de medicamentos recetados de Medicare Advantage (MA-PD). Cada uno de los planes de medicamentos recetados de Medicare tiene su propia lista de los medicamentos que cubre (*formulary*). Muchos planes organizan los medicamentos en diferentes niveles (*tiers*). Los medicamentos en cada nivel tienen un precio diferente. Es buena idea comparar planes de Parte D para ver en qué medida atienden sus necesidades.

La mayoría de los planes de medicamentos de Medicare tienen una brecha de cobertura (se le llama también el agujero de dona), y usted debe pagar cierta cantidad por medicamentos cubiertos hasta cerrar la brecha de cobertura. En el año 2015 usted debe pagar 45% del precio de medicamentos de marca y 65% del precio de medicamentos genéricos durante la brecha de cobertura. Una vez que salga de la brecha de cobertura, pagará solo una cantidad pequeña por sus medicamentos. Como resultado de ACA, cada año las personas en la brecha de cobertura ahorrarán un poco más, hasta el 2020, cuando la brecha dejará de existir.

Seguro por Discapacidad del Seguro Social

El Seguro por Discapacidad del Seguro Social (*Social Security Disability Insurance* o SSDI) es un programa del gobierno que le paga beneficios en efectivo si, debido a una discapacidad, no puede trabajar en absoluto (no solo sus trabajos previos). Para reunir los requisitos a fin de recibir beneficios de SSDI, debe estar discapacitado, no tener ingresos de trabajo (o muy pocos) y haber trabajado suficiente y recientemente en empleos amparados por el Seguro Social (generalmente cinco de los últimos 10 años en el caso de las personas mayores de 30).

Reunir los requisitos de discapacidad requiere demostrar que tiene, ya sea, una de las enfermedades en la lista de la Dirección del Seguro Social que impide que trabaje, o que su discapacidad impide que haga el trabajo que solía hacer y que no hay trabajos disponibles en el mercado laboral para una persona con sus aptitudes, capacitación y experiencia. Las discapacidades que se enumeran incluyen diabetes con ciertos tipos de neuropatía, acidosis, amputación o retinopatía. Los beneficios también se ofrecen bajo programas federales similares para adultos con discapacidades que no han trabajado recientemente y con ingresos y recursos muy limitados, y para niños con discapacidades. Para obtener más información, llame a la Dirección del Seguro Social entresemana al 1-800-772-1213 o visite www.socialsecurity.gov.

Trastornos alimentarios

Dos trastornos alimentarios —la anorexia y bulimia— quizá sean más comunes en personas con diabetes. Los investigadores no están seguros del motivo, pero la diabetes y los trastornos alimentarios tienen en común el enfoque en los alimentos y el peso.

Anorexia

Las personas con anorexia tienen un temor extremo de engordar. Para permanecer delgadas, se matan de hambre. A veces tienen hábitos alimentarios secretos o extraños, como cortar los alimentos en trozos muy pequeños. Quizá se rehúsen a comer con otras personas. Para perder más peso, tal vez hagan mucho ejercicio. Las personas con anorexia se sienten gordas incluso cuando están muy delgadas. La anorexia es un trastorno muy serio y, en algunos casos, puede ser fatal.

Bulimia

Las personas con bulimia se preocupan excesivamente por el peso y la forma de su cuerpo. Se dan atracones de comida (*binge*) y luego se purgan para evitar aumentar de peso. Un atracón de comida es comer una gran cantidad de alimentos (a menudo con miles de calorías) a la vez.

Durante un atracón, las personas con bulimia sienten que están fuera de control y se asustan. Después de un atracón, se sienten deprimidas y tienen baja autoestima. Luego se purgan con laxantes para causar diarrea o pérdida de líquidos, o se provocan el vómito. Quizá también traten de controlarse el peso con medidas drásticas como dietas muy estrictas o ayunos, o hagan ejercicio muy vigoroso. Las personas con bulimia pueden tener un peso excesivo, insuficiente o normal.

Trastornos alimentarios y el control de la diabetes

La mayoría de personas con diabetes que tienen un trastorno alimentario tienen un mal control de la diabetes. Pocas logran mantener un buen control de la diabetes: si tienen bulimia deben usar más insulina después de un atracón; si tienen anorexia deben reducir su dosis de insulina de acuerdo a su menor consumo de alimentos. Otras tan solo se esfuerzan por mantener el trastorno alimentario bajo control para no alterar su control de la diabetes.

Trastornos alimentarios y el control del peso

Un trastorno alimentario hace que el control del peso sea muy difícil. Las personas con diabetes que tienen un trastorno alimentario pueden reducir o saltarse la dosis de insulina para perder peso, lo que es peligroso. Cuando la persona deja de usar insulina, pierde agua y puede deshidratarse. Sin la insulina necesaria, el cuerpo no tiene suficiente glucosa en la sangre para usar como fuente de energía. El cuerpo usa el glucógeno que está almacenado en el hígado. Luego comienza a usar los tejidos de grasa, músculos y órganos. Si no se reanuda la insulina, la persona muere.

Trastornos alimentarios y la salud

Las personas con trastornos alimentarios suelen tener más problemas de digestión, del corazón y de otro tipo que son producto de la desnutrición, los vómitos intencionales y el consumo indebido de laxantes y diuréticos. Además, las personas con diabetes que tienen un trastorno alimentario tienden a tener:

- cetonas altas
- glucosa alta
- glucosa baja
- enfermedades de los ojos
- enfermedades de los riñones
- enfermedades de los nervios

Ayuda para los trastornos alimentarios

Las personas con un trastorno alimentario necesitan ayuda de un médico, profesional de salud mental y nutricionista. Pídale a su médico de cabecera o terapeuta que le recomiende uno. Algunas clínicas y centros de atención médica se especializan en el tratamiento de personas con trastornos alimentarios. Busque en las páginas blancas de la guía telefónica bajo "Trastornos alimentarios" (*Eating disorders*). Quizá también pueda encontrar información o un grupo de apoyo en Internet.

La mayoría de los trastornos alimentarios se pueden tratar con sicoterapia ambulatoria o terapia conductual, en familia o grupo. A veces se usan medicamentos para la depresión. Si una persona con un trastorno alimentario se rehúsa a recibir ayuda y su vida está en peligro, es posible que se le hospitalice en la unidad siquiátrica de un hospital para que reciba tratamiento.

Vitaminas y minerales

La cantidad adecuada de vitaminas y minerales ayuda a que el cuerpo funcione bien. La mejor manera de consumir vitaminas y minerales es en los alimentos que come. También puede consumir vitaminas y minerales en pastillas que se llaman suplementos. Sin embargo, no hay suficiente evidencia de que los suplementos alimentarios o herbales (incluidos los suplementos omega 3, la canela y otras hierbas) son necesarios para controlar la diabetes en las personas que no tienen una deficiencia de ellos.

La mayoría de las personas con diabetes consumen suficientes vitaminas y minerales comiendo una variedad de alimentos. Sin embargo, si alguien con diabetes tiene una deficiencia de cierta vitamina o mineral, puede ser necesario que tome suplementos. Tener una deficiencia significa que el cuerpo no tiene suficiente cantidad de cierta vitamina o mineral.

Deficiencia de vitaminas

La mayoría de las personas con diabetes consumen suficiente vitamina A. La mayoría de las personas con diabetes también consumen suficiente vitamina E y vitamina C, pero unas cuantas personas posiblemente necesiten más. Consulte con su médico al respecto.

Las personas con diabetes por lo general consumen suficiente vitamina B. La vitamina B incluye vitamina B1 (tiamina), vitamina B2 (riboflavina), vitamina B3 (niacina), vitamina B6 (piridoxina), vitamina B12 y ácido fólico. Pero si no tiene un buen control de la diabetes, corre el riesgo de perder los diversos tipos de vitamina B en la orina. Su proveedor de servicios médicos para el control de la diabetes tal vez le aconseje consumir más alimentos ricos en diversos tipos de vitamina B.

La investigación ha probado que una deficiencia de vitamina B6 puede estar relacionada con la alteración de la tolerancia a la glucosa. Esto significa que el cuerpo tiene dificultad para usar insulina.

ALIMENTOS QUE SON FUENTES DE VITAMINAS Y MINERALES

Vitamina A	Hígado, atún, frutas y vegetales de color naranja fuerte, hojas verdes oscuras
Vitamina B1 (tiamina)	Cerdo, semillas de girasol, granos
Vitamina B2 (riboflavina)	Hígado, pato, caballa, productos lácteos, cereal seco fortificado, carne
Vitamina B3 (niacina)	Aves de corral, pescado, ternera, panes y cereales enriquecidos
Vitamina B6 (piridoxina)	Papas, plátanos, garbanzos, jugo de guindones o ciruelas pasas, aves de corral, pescado, hígado
Vitamina B12	Pescado, mariscos, hígado, carne, huevos, productos lácteos
Vitamina C	Cítricos, melón, fresas, fruta kiwi, pimientos, brócoli, coles de Bruselas
Vitamina D	Pescado, leche, mantequilla, margarina, yema de huevo
Vitamina E	Nueces, semillas, aceites, mangos, moras, mantequilla de maní o cacahuate
Ácido fólico	Legumbres, hojas verdes, espárragos, hígado, germen de trigo, cereal seco fortificado
Calcio	Yogur, leche, queso
Cinc	Carnes, hígado, mariscos, cereales de grano integral, menestras secas, nueces
Cromo	Germen de trigo, levadura de cerveza, salvado, granos integrales, hígado, carnes, queso, huevos, brócoli, manzana
Cobre	Mariscos, hígado, nueces, semillas, guindones o ciruelas secas, pasas
Hierro	Mariscos, carnes, hígado, aves de corral, menestras, semillas de calabaza
Magnesio	Nueces, semillas, legumbres, granos integrales, hojas verdes, pescado (salmón o halibut)
Manganeso	Granos integrales, vegetales, nueces, frutas
Potasio	Muchas frutas y vegetales, legumbres, pescado, leche, yogur
Selenio	Mariscos, pescado, hígado, nueces de Brasil, carne, aves de corral, granos

Deficiencia de minerales

Cinc. La deficiencia de cinc es más probable en personas con diabetes, especialmente quienes tienen un mal control de ella. La falta de cinc puede causar alteración de la tolerancia a la glucosa. Si sus análisis indican que no tiene suficiente cinc, su médico probablemente le diga que tome un suplemento o consuma más alimentos con un alto contenido de cinc.

Cromo. La mayoría de las personas con diabetes consumen suficiente cromo. Pero unas cuantas tienen una deficiencia de cromo. Esto puede hacer que les suba la glucosa y el nivel de grasa en la sangre, y también causar una alteración de la tolerancia a la glucosa.

Si sus análisis indican que tiene una deficiencia de cromo, su médico posiblemente haga que tome un suplemento de cromo. Si ya consume suficiente cromo, tomar más no mejorará su nivel de glucosa o grasa en la sangre.

Cobre y manganeso. La deficiencia de cobre y manganeso está vinculada a la alteración de la tolerancia a la glucosa. Pero la mayoría de las personas con diabetes consumen suficiente cobre y manganeso. O sea que la deficiencia es poco probable.

Selenio y hierro. La deficiencia de selenio en las personas con diabetes no es probable. La mayoría de las personas con diabetes no tienen un riesgo más alto de deficiencia de hierro que las personas sin diabetes.

Magnesio. Las personas con diabetes que tienen un mal control de la glucosa o un nivel muy alto de cetonas son propensas a una deficiencia de magnesio. Una falta de magnesio puede hacer que el cuerpo sea menos sensible a la insulina. Si sus análisis indican que tiene un bajo nivel de magnesio, su médico posiblemente le diga que tome suplementos de magnesio.

Suplementos de vitaminas o minerales

Consulte con su equipo de atención médica para asegurarse de que está consumiendo las vitaminas y minerales que necesita. Si su equipo determina que tiene una deficiencia de algunas vitaminas y minerales, tal vez le recomiende un suplemento.

Si está tratando de perder peso y consume menos de 1,200 calorías a diario: quizá necesite hierro y ácido fólico.

Si no come alimentos animales: quizá necesite vitamina B12, calcio, hierro, yodo, vitamina D y cinc.

Si tiene un alto riesgo de enfermedades de los huesos: quizá necesite vitamina D y calcio.

Si es mayor de 65 años: quizá necesite calcio y ácido fólico.

RACIONES DIARIAS DE VITAMINAS Y MINERALES PARA HOMBRES Y MUJERES DE 25 A 50 AÑOS

	Hombres	Mujeres
Ácido fólico	200 mg	180 mg
Calcio	800 mg	800 mg
Cinc	15 mg	12 mg
Cromo	50 a 200 mg	50 a 200 mg
Cobre	1.5 a 3.0 mg	1.5 a 3.0 mg
Hierro	10 mg	15 mg
Magnesio	350 mg	280 mg
Manganeso	2.0 a 5.0 mg	2.0 a 5.0 mg
Potasio	3,500 mg	3,500 mg
Selenio	70 mg	55 mg
Vitamina A	1,000 mg RE	800 mg RE
Vitamina B1 (tiamina)	1.5 mg	1.1 mg
Vitamina B2 (riboflavina)	1.7 mg	1.3 mg
Vitamina B3 (niacina)	19 mg	15 mg
Vitamina B6 (piridoxina)	2 mg	1.6 mg
Vitamina B12	2.0 mg	2.0 mg
Vitamina C	60 mg	60 mg
Vitamina D	5 mg	5 mg
Vitamina E	10 mg aTE	8 mg aTE

Si está embarazada o amamantando: quizá necesite hierro, cinc, calcio y ácido fólico adicional.

Si toma diuréticos: quizá necesite magnesio, calcio, potasio y cinc.

Consulte con su médico antes de tomar cualquier suplemento.

La dosis adecuada

La Academia Nacional de Ciencias (*National Academy of Sciences*) fija raciones diarias (*recommended dietary allowances* o RDA) y lo que constituye el consumo seguro y adecuado (*safe and adequate intakes*) de vitaminas y minerales. Estas son las cantidades mínimas de vitaminas y minerales que necesita la mayoría de personas.

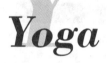

Yoga

Permanecer activo es una parte importante de controlar su nivel de glucosa con diabetes, especialmente la diabetes tipo 2. También es igualmente eficaz con la diabetes tipo 1 si usa insulina. En años recientes, más y más estudios han probado que el ejercicio y la actividad física ayudan mucho a que el cuerpo use la insulina más eficazmente. De hecho, hay quienes creen que el ejercicio podría ser uno de los factores más importantes para mantener su nivel de glucosa lo más cercano posible a lo normal.

Hay muchos tipos de ejercicio e innumerables maneras de permanecer activo. Estos van desde arrancar la mala hierba de su jardín hasta recorrer grandes distancias en bicicleta. También hay diferentes maneras de enfocar las actividades para obtener diferentes resultados. Puede concentrarse en aumentar su fuerza con actividades de resistencia, como levantar pesas. Puede concentrarse en aumentar su frecuencia cardíaca por un tiempo con ejercicios aeróbicos, como trotar. También puede concentrarse en aumentar su flexibilidad con ejercicios de estiramiento como el yoga.

Yoga y flexibilidad

La flexibilidad es un aspecto del ejercicio que con frecuencia se pasa por alto. Muchas personas tienden a concentrarse en aumentar la musculatura o mejorar su capacidad aeróbica. Los ejercicios de estiramiento y flexibilidad por lo general son algo que se hace antes de hacer ejercicio, no como ejercicio en sí. Sin embargo, aumentar su flexibilidad por medio de actividades como yoga puede producir muchos beneficios.

Generalmente se considera que la flexibilidad es cuánto puede mover los músculos alrededor de las articulaciones cómodamente o su amplitud de movimiento. Poder estirar los músculos es bueno porque:

- disminuye la tensión en los músculos
- ayuda a prevenir lesiones
- disminuye el dolor en músculos y articulaciones

Hacer yoga es una manera excelente de aumentar la flexibilidad porque hace que los ejercicios de estiramiento se conviertan en un programa completo de bajo impacto para todo el cuerpo. Requiere mantener ciertas poses o hacer una serie de movimientos lentos mientras usted se concentra en su patrón de respiración. Yoga es una excelente opción si no hizo mucha actividad mientras se recuperaba de una lesión o tiene movilidad limitada. También es bueno agregarlo como parte de su rutina de entrenamiento completo, ya que ejercita músculos que normalmente no usa. Además de aumentar su flexibilidad, hacer yoga:

- aumenta su fuerza
- mejora su equilibrio y agilidad
- aumenta su energía
- alivia el estrés físico y mental

Hay muchos tipos diferentes de yoga (algunos más activos, otros con más meditación), o sea que asegúrese de analizar las diversas opciones para encontrar el mejor tipo para usted. Por lo general, también es mejor tomar una clase de yoga en vez de seguir un libro o grabación. Contar con la presencia de un instructor de yoga para que se asegure de que usted está en la posición correcta y hace los ejercicios correctamente puede ser muy útil.

Yoga no siempre es bueno para todos. Si tiene la presión alta o reti-nopatía, quizá necesite evitar bajar la cabeza más allá de la cintura. Antes de iniciar cualquier programa nuevo de ejercicio, hable sobre la actividad con su médico o un miembro de su equipo de atención médica. No solo podrán evaluar su capacidad de participar en una actividad como yoga, sino que también podrán darle información sobre grupos locales, clases y otros recursos.

Zzz—El sueño es importante

Los estadounidenses sufren de una seria carencia de sueño. Los adultos en este país duermen en promedio solo 6 1/2 horas por noche, y un tercio de ellos duermen menos. Hace 50 años, la gente dormía en promedio una hora más de lo que dormimos actualmente. Hace 80 años, la gente dormía aproximadamente dos horas más. Entonces, ¿por qué no podemos dormir? Nadie puede señalar una sola razón, pero hay quienes sospechan que se debe al exceso de trabajo, estrés, televisión e Internet o una com-binación. Sea cual sea la razón, parece estar impidiendo que descansemos bien de noche.

Los efectos de la falta de sueño pueden ser muy dañinos. Además de hacer que estemos menos alerta en la vida cotidiana (algunos estudios indican que 10% de los accidentes de auto y la mayoría de los accidentes laborales son a causa de la fatiga), la falta de sueño puede interferir con la capacidad del cuerpo de regularse. Se ha vinculado la falta de sueño con la presión alta, ataques al corazón y derrames. Investigación reciente indica que no dormir incluso puede causar diabetes o, en quienes ya tie-nen diabetes, empeorar las complicaciones de la diabetes.

El sueño y la diabetes

¿Cómo puede la falta de sueño causar diabetes? Si bien aún se desconoce la causa, parece que el sueño ayuda a regular ciertas hormonas que juntas determinan cuán sensible es usted a la insulina. Cuando no duerme lo suficiente, el cuerpo es menos sensible a la insulina. En un estudio con jóvenes de sexo masculino con problemas de sueño, el nivel de insulina en la sangre era hasta 50% más alto cuando no dormían lo suficiente. Tal vez no siempre sea tan marcadamente alto, pero no dormir lo suficiente parece estar directamente vinculado a un alto nivel de insulina en la sangre. Con el tiempo, la insulina alta puede hacer que el cuerpo sea más y más resistente a la insulina, y posiblemente resultar en diabetes.

Si ya tiene diabetes, los efectos de la falta de sueño pueden ser incluso más drásticos. La resistencia a la insulina que proviene de la falta de sueño puede intensificar la diabetes que ya tiene, lo que dificultará incluso más el control de su nivel de glucosa y hará que tenga un riesgo más alto de complicaciones. Si tiene diabetes o un alto riesgo de diabetes, dormir lo suficiente no es cuestión de simplemente estar más descansado, sino que es cuestión de buena salud. Si no logra despertarse sin la ayuda de un despertador, probablemente no esté durmiendo lo suficiente.

Apnea del sueño

A veces, por más que nos propongamos dormir bien, no lo logramos. Además de los muchos obstáculos en la vida que con frecuencia impiden que durmamos lo suficiente —el estrés, entretenimiento e insomnio— las personas con diabetes a menudo tienen un trastorno del sueño llamado *apnea del sueño*. Este impide que tengan suficiente oxígeno mientras duermen, lo que puede interrumpir el sueño profundo y hacer que sea más difícil que descansen. La mayoría de las personas con apnea del sueño no saben que tienen el trastorno, y hay indicaciones de que 9 de cada 10 personas con apnea del sueño no han recibido un diagnóstico. Si usted tiene apnea del sueño, es probable que con frecuencia se sienta muy cansado, incluso después de muchas horas de sueño, y que tenga dificultad para levantarse de mañana. Si bien no se ha probado que existe una relación clara, la apnea del sueño, la diabetes y la obesidad con frecuencia van de la mano.

Además de impedir que sienta que ha descansado, la apnea puede producir los mismos efectos de resistencia a la insulina causados por la falta del sueño. Se ha indicado que al igual que la falta de sueño en general, existe una relación entre la apnea del sueño y un índice más alto de enfermedades del corazón, ataques cardiacos y derrames, si bien es posible que esto no lo cause la apnea; tal vez las dos afecciones tengan una causa común.

Afortunadamente, hay tratamientos para la apnea del sueño que pueden ser muy eficaces. Si piensa que tiene este trastorno, hable con un miembro del equipo de control de la diabetes sobre los tratamientos adecuados para usted.

Consejos para dormir bien

- Limítese a dormir (y tener relaciones sexuales) en la cama. Hacer otras actividades en la cama, como ver televisión, hablar sobre asuntos emocionales o trabajar en la computadora portátil puede hacer que asocie la cama con actividades que no son dormir.
- Evite las siestas en la tarde. Algunas personas notan que una o dos siestas de 10 minutos cada día son muy útiles incluso si duermen lo suficiente.
- Evite la cafeína, nicotina (¡No fume!) y las bebidas alcohólicas de noche. Tal vez le parezca que las bebidas alcohólicas lo ayudan a dormirse, pero cuando el organismo las procesa, estas pueden hacer que se despierte temprano y causarle pesadillas o hacer que traspire.
- Trate de crear una rutina que lo calme antes de acostarse. A menudo es difícil "apagar" las causas de estrés de la vida cotidiana y simplemente dormirse. Realizar una actividad que lo calme antes de dormir, como darse un baño caliente, meditar o escuchar música que lo calme lo ayudará a despejar la mente del estrés de la vida cotidiana.
- Minimice las luces y los ruidos fuertes, como también otros factores que lo incomoden donde duerme.
- Un bocadillo antes de acostarse puede ser relajante (y si usa insulina, lo ayuda a evitar que le baje la glucosa de noche), pero una comida completa justo antes de acostarse puede hacer que le cueste conciliar el sueño.

- Trate de acostarse y despertarse a la misma hora todos los días, incluso los fines de semana. Hacer que el cuerpo tenga una rutina de sueño es muy importante.
- Si cree que tiene un trastorno del sueño, como apnea, insomnio o narcolepsia, hable con su equipo de atención médica sobre opciones de tratamiento.

Índice de materias